INHALTSVERZEICHNIS

VORWORT

„Was ist Gesundheit?“ Wer sich diese Frage stellt, stößt auf eine verwirrende Vielfalt möglicher Antworten. Sicher ist Gesundheit nicht mit Fitness gleichzusetzen, und doch spüren wir, dass das Konzept, das hinter dem Begriff Fitness steckt, etwas damit zu tun hat.

So ist eine leistungsfähige Immunabwehr wesentlicher Bestandteil unserer Gesundheit. Ohne ein aktives Immunsystem durchstreifen die weißen Blutkörperchen – Abwehrzellen, die unsere Grenzen bewachen, – unser Gewebe wie Schlafwandler. Daher steht seit einiger Zeit besonders die Aktivierung zellulärer Abwehrmechanismen im Zentrum des wissenschaftlichen Interesses.

Bei stark steigender Inzidenz von Krebserkrankungen aller Art mehren sich die Rufe nach einer intensiveren Erforschung des Immunsystems und neuen Lösungen. Die Entwicklung praktikabler Methoden zur Stimulation der Immunabwehr ist mittlerweile ein Muss.

Der Grad unserer Immunität bzw. die Effizienz unseres Immunsystems ist von der Nährstoffkonzentration und -qualität unserer Nahrung und der Schadstoffbelastung unseres Körpers abhängig. Menschen mit schwachem Abwehrsystem entwickeln wesentlich häufiger Krankheiten einschließlich Krebs, da ihr Körper sich nicht so wirksam gegen Angriffe verteidigen kann. Da die Leistungsfähigkeit des Immunsystems von äußeren Faktoren wie Ernährung und Schadstoffbelastung beeinflusst wird, spielen bei der Bildung der meisten Tumoren auch Umweltstoffe eine Rolle.

Ein Hauptbestandteil unserer Immunabwehr sind natürliche Killerzellen (NK-Zellen). Dieser Typ weiße Blutkörperchen oder

Lymphozyten wird (wie alle anderen Arten von Lymphozyten wie T- und B-Zellen) im Knochenmark gebildet und reift zusammen mit den T-Zellen in der Thymusdrüse. Das Vorhandensein von Tumorzellen führt zu einer verstärkten Bildung dieser Abwehrzellen.

NK-Zellen sind unter allen „Polizisten" der Immunabwehr die aggressivsten. Sie sind das Rückgrat des Immunsystems und unsere erste Frontlinie gegen Mutationen, von Viren infizierte Zellen (zum Beispiel Tumorzellen) und das schwere akute respiratorische Syndrom (SARS), das unsere Gesundheit bedroht.

NK-Zellen sind Lymphozyten ohne immunologisches Gedächtnis und Teil unseres angeborenen Immunsystems. Das bedeutet, dass sie nur ihrem Instinkt folgen – programmiert darauf, infizierte und kanzerogene Zellen zu vernichten. Rund 5 bis 16 Prozent aller Lymphozyten sind NK-Zellen, die ausschließlich mit dem Aufspüren und Vernichten ihrer Zielzellen beschäftigt sind.

Das bedeutet jedoch nicht, dass sie wahllos töten. NK-Zellen suchen nach einer Art Fähnchen, wie gesunde Zellen sie tragen, und verschonen diejenigen, bei denen sie fündig werden. Dieses Signal ist stärker als ihr Drang zu töten. Fehlt der Zielzelle jedoch das Fähnchen, greift die NK-Zelle an: Sie heftet sich an ihren Gegner und setzt eine Ladung tödlicher Chemikalien frei, die seine Zellwand durchdringen. Flüssigkeit tritt aus, und schließlich explodiert die Zelle.

NK-Zellen werden im Knochenmark gebildet und sammeln sich in den sekundären lymphatischen Organen Mandeln, Lymphknoten und Milz. Dort warten sie auf ihre Aktivierung (wahrscheinlich durch Stimulation durch dendritische- oder Wächterzellen), um dann auf zwei unterschiedliche Weisen tätig zu werden. Entweder sie beginnen umgehend mit der Bildung von Zytokinen, chemischen Boteneiweißen, die die einsetzende Immunantwort der T- und B-Zellen modulieren. Oder sie verwandeln sich in effiziente Killer von Tumor- und virusinfizierten Zellen. NK-Zellen bilden eine entscheidende erste Frontlinie zur Abwehr vieler infektiöser Substanzen und Tumorzellen, dies jedoch mehr mit „kritischem Urteilsvermögen" als mit „blinder Entschlossenheit".

Dennoch gelingt es NK-Zellen nicht immer, Tumorzellen als abnormal zu identifizieren. Manchmal fehlen solchen nicht erkannten Tumorzellen die antigenen Eigenschaften, die normalerweise die Immunantwort auslösen, oder Suppressorzellen dämpfen den Angriff der NK-Zellen. Wesentliche Voraussetzung einer erfolgreichen Krebsabwehr durch das Immunsystem sind geeignete NK-Zellen. Sie werden auch von chronischen Krankheiten wie chronischen Virusinfektionen ausgeschaltet. Daher sind neben der Gesamtzahl der NK-Zellen auch eine ganze Reihe weiterer Faktoren zu betrachten.

Es hat sich gezeigt, dass bei Patienten mit hoher Tumorlast und Malignität die Aktivität der NK-Zellen vermindert ist. Eine niedrige NK-Zell-Aktivität ist signifikant mit der Bildung von Metastasen verbunden. Bei Patienten mit Fernmetastasen korreliert die Überlebenszeit direkt mit dem Grad der NK-Zell-Aktivität.

Bei einem operativen Eingriff am Primärtumor können potenziell maligne Zellen in den Kreislauf gelangen und sich zu metastatischen Herden entwickeln. Darüber hinaus kann der suppressive Effekt von Operation und Anästhesie auf die NK-Zell-Aktivität das Überleben von freigesetzten Tumorzellen aus dem Primär- oder Sekundärtumor zusätzlich fördern und so die Inzidenz von Metastasen erhöhen.

Auch Bestrahlung und Chemotherapie dämpfen die NK-Zell-Aktivität. Daher ist es wichtig, ihre nachteiligen Wirkungen auf das Immunsystem zu minimieren. Ferner gehen Autoimmunerkrankungen und Chronisches Erschöpfungssyndrom mit verminderter NK-Zell-Aktivität einher. Große Sorge bereitet zudem die Erkenntnis, dass viele häufig vorkommende Chemikalien Anzahl und Funktion von NK-Zellen beeinträchtigen.

Biologische Immunmodulatoren können die Aktivierung, Proliferation und Zytotoxizität vorhandener NK-Zellen verstärken. Auch Zytokine wie Interferone, Interleukin-2 und Interleukin-12, bakterielle Produkte, Pflanzenlektine und -extrakte, *Coriolus versicolor*, medizinische Pilze, Transfer Factor und Antioxidanzien wie Vitamin C besitzen sämtlich die Fähigkeit, die Immunabwehr zu stimulieren.

Überdies zeichnen sich Wege ab, die suppressiven Effekte von Operation und Anästhesie auf die NK-Zell-Aktivität zu verhindern. Diese Suppression kann das Überleben freigesetzter Tumorzellen eines Primär- oder Sekundärtumors zusätzlich fördern und so die Inzidenz von Metastasen erhöhen. Insofern könnte sich niedrig dosiertes, durch Pflanzenextrakte unterstütztes Interferon als ungefährliches und bei adäquater Anwendung wirksames Mittel gegen eine weitere Ausbreitung von Tumoren und Metastasen erweisen.

Die Aktivierung von NK-Zellen ließe sich leicht durch die Verwendung von Interferon, Interferon-Induktoren, Interleukin-2 und bakteriellen Hilfsstoffen erreichen – bei allerdings erheblichen Kosten sowohl finanzieller Natur als auch mit Blick auf die Nebenwirkungen. So löste die Notwendigkeit, Alternativen zu finden, die Suche nach funktionellen, aus Nahrungsmitteln abgeleiteten Substanzen aus, die die NK-Zell-Aktivität nebenwirkungsfrei positiv beeinflussen.

Dieses Buch konzentriert sich auf die Stimulation der Immunabwehr mit BioBran, einem Extrakt aus Reiskleie. Die skizzierten Forschungsergebnisse untermauern die These, dass sich BioBran günstig auf die NK-Zell-Aktivität auswirkt. Der Verfasser Spencer Bright, ein erfahrener britischer Journalist, lässt in seinem Buch neben bekannten Ärzten und Wissenschaftlern auch zahlreiche Patienten aus aller Welt zu Wort kommen. Naturheilmitteln gegenüber unvoreingenommen, hat er zusammengetragen, was ihm Fachleute und Verbraucher über diesen Nahrungszusatz berichtet haben.

Ich empfehle Ihnen, die vorliegenden Informationen zu nutzen und sich selbst ein Bild zu machen. Und ich hoffe, dass Sie BioBran zur Stärkung ihres Immunsystems verwenden. Es wirkt tatsächlich!

Dr. Anthony Soyer,
MB, BS
The Diagnostic Clinic
50 New Cavendish Street
London WIG 8TL

London, Dezember 2004

EINLEITUNG

BioBran ist ein wirkungsvoller Nahrungszusatz und Immunmodulator, also ein Stoff, der das Abwehrsystem stimuliert. Entwickelt wurde er Anfang der 1990er Jahre von dem japanischen Unternehmen Daiwa Pharmaceutical. Inzwischen ist er für viele Ärzte und ihre Patienten zum Nahrungszusatz ihrer Wahl geworden und wird ergänzend bei der Behandlung von Krankheiten und Beschwerden eingesetzt, die Folge einer geschwächten Immunabwehr sind.

Das Immunsystem ist nicht nur unser Schutz vor Krankheiten, sondern hilft dem Körper, seine Unversehrtheit und Funktionsfähigkeit aufrechtzuerhalten. Es liefert Informationen für die tägliche Haushaltsführung, ohne die wir nicht überleben können. Wenn wir von ‚Gesundheit' und ‚Lebenskraft' sprechen, meinen wir in Wirklichkeit die Gesundheit und Lebenskraft des Immunsystems.

In den Augen der Wissenschaft ist das Immunsystem das ‚äußere' oder ‚andere' intelligente System unseres Körpers im Gegensatz zum Gehirn und Nervensystem. Dabei sind die Begriffe ‚äußeres' oder „anderes' etwas irreführend. Aktuelle Untersuchungen belegen, dass die beiden eng miteinander verknüpft sind – eine Verbindung, die einen neuen Zweig der Medizin, die sogenannte Psycho-Neuro-Immunologie (PNI), hervorgebracht hat. Wenn wir uns schlecht fühlen, ist wahrscheinlich auch unsere Immunabwehr geschwächt, und sind wir gesund und glücklich, ist auch unser Immunsystem gesund und glücklich. Unsere Gesundheit beeinflusst unsere Gefühle – aber unsere Gefühle beeinflussen auch unsere Gesundheit.

Einige Erkrankungen wie Krebs, AIDS und Infektionen können das Immunsystem, das um die Wiederherstellung der physischen Gesundheit kämpft, einem erheblichen Stress aussetzen. Ironischerweise haben viele der entsprechenden Therapien Nebenwirkungen, die die Immunfunktionen noch zusätzlich belasten. Chemo- und Strahlentherapie beispielsweise setzen die Abwehrkräfte des Körpers zu einer Zeit außer Gefecht, da sie dringend benötigt werden. So kommt es, dass eine wachsende Zahl von Ärzten zur Erhöhung des Therapieerfolgs Nahrungsergänzungsmittel wie BioBran einsetzt.

Dieses Buch handelt von BioBran, seiner Erforschung und dem Grund, warum viele Ärzte in aller Welt es verwenden.

DAS IMMUNSYSTEM

Der Begriff ‚immun' stammt von dem lateinischen Wort *immunis*, was so viel bedeutet wie ‚befreit' und im Kontext des Immunsystems als ‚frei von eindringenden Substanzen' zu verstehen ist. Das Immunsystem ist die Gesamtheit unserer ‚Streitkräfte': eine Billion weiße Blutkörperchen, das Knochenmark, Antikörper, Zytokine und die Thymusdrüse. Sie erkennen und vernichten Millionen von Mikroorganismen (Bakterien, Viren, Parasiten und Pilze), die täglich in unseren Körper eindringen, wie auch tausende körpereigener, aber genetisch abnormer oder kanzerogener Zellen. Nur wenn sie ihren Job erledigen, bleibt unser Körper unversehrt. Täten sie es nicht, würden wir innerhalb weniger Tage sterben.

Von der einzelligen Amöbe bis zum Menschen verfügen alle Tiere über ein Immunsystem. Allgemein lässt sich sagen, je komplexer ein Organismus, um so komplexer auch sein Immunsystem. Das Immunsystem des Menschen ist genauso komplex wie unser Nervensystem. Es ist lernfähig und in der Lage, sich noch nach Jahrzehnten an bestimmte Krankheiten und ihre Abwehr zu erinnern. Dieses immunologische Gedächtnis ist die Grundlage von Impfungen. Dabei werden die eine Erkrankung auslösenden Toxine in den Blutkreislauf injiziert, um eine Immunantwort zu provozieren. Anschließend ist das Immunsystem, sollte die tatsächliche Erkrankung zu einem späteren Zeitpunkt drohen, auf ihre Abwehr vorbereitet.

Zwei Systeme

Das Immunsystem des Menschen besteht aus zwei Hälften, die uns auf unterschiedliche Weise schützen. Die erste ist die angeborene (oder unspezifische) Immunabwehr, die zweite die adaptive Immunabwehr. Die erste ist eine reflexähnliche oder automatische Immunantwort, schon vor der Geburt zu unserem Schutz programmiert. Wenn wir uns beispielsweise schneiden, kommt es sofort zu einer Entzündung und einem ‚Aufmarsch' von Makrophagen, die eindringende Bakterien verschlingen. Dies ist eine unspezifische Reaktion, da sie unabhängig von der Art der Infektion immer gleich abläuft. Auch NK-Zell-Aktivität ist ein Beispiel für unspezifische Immunität. Die natürlichen Killerzellen können Krebs- und virusinfizierte Zellen automatisch vernichten.

Der zweite Typ, die adaptive Immunabwehr, ist viel komplexer und beruht auf der Fähigkeit der T- und B-Lymphozyten, selektiv auf tausende verschiedener körperfremder Antigene, Viren, Bakterien, Zellen, große Proteine und Polysaccharidmoleküle zu reagieren. Ein Antigen ist tatsächlich alles, was eine Immunantwort auslöst. Dieses System ist fähig, eine Antwort auf einen ganz speziellen Eindringling zuzuschneiden und sie zu behalten. Damit lernt das Immunsystem, ähnlich unserem Nervensystem, aus Erfahrungen. Selbst, wenn wir uns nicht erinnern können, unser Immunsystem kann es.

Die Erkennung

Bevor das Immunsystem Eindringlinge oder Krebszellen vernichten kann, muss es sie erkennen. Dabei müssen jedoch die meisten unserer Zellen, die gesund sind, unbehelligt bleiben. Mit anderen Worten: Das Immunsystem muss zwischen körpereigen und körperfremd unterscheiden können. Genetisch defekten Zellen muss es anmerken, dass mit ihnen etwas nicht stimmt. Die Erkennung ist daher die größte Herausforderung, die unser Immunsystem zu bewältigen hat. Sie spielt eine Schlüsselrolle bei der Immunabwehr, zumal sich unser Körper und seine Zellen permanent verändern und wir ständig von neuen Angreifern heimgesucht werden. Immunabwehr ist eine Gratwanderung. Ist das Immunsystem zu streng, greift es am Ende, wie bei Autoimmunerkrankungen und Allergien, den eigenen Körper an. Ist es zu nachlässig, können Eindringlinge dem Körper schweren Schaden zufügen und Tumoren wachsen unkontrolliert.

Die Vermittlung innerhalb des Immunsystems

Die Vermittlung aller Immunantworten geschieht durch weiße Blutkörperchen (Leukozyten wie T-, B- und NK-Zellen, Monozyten, Phagozyten, Basophile, Neutrophile und Eosinophile), durch spezialisierte gewebsständige Zellen (Makrophagen und Mastzellen) und durch Hormone und andere chemische Botenstoffe im Blut und im lymphatischen System. Die meisten Immunzellen entwickeln sich aus Vorläufern im Knochenmark und sammeln sich dann im Blut und im Gewebe. So werden T- und B-Lymphozyten, die vom lymphatischen System aus operieren, im Knochenmark gebildet. T-Zellen jedoch wandern anschließend in den Thymus, um zu reifen (daher ‚T-Zelle').

BioBran und das Immunsystem

BioBran, ein Nahrungszusatz aus Reiskleie und den Enzymen des Shiitake-Pilzes, kann die Leistung eines schwachen Immunsystems signifikant steigern. Es ist nicht völlig geklärt, was seine Wirkung bedingt. Man nimmt jedoch an, dass er die Bildung von Zytokinen anregt, Botenmolekülen also, die die Aktivität des Immunsystems steuern. Dadurch ist BioBran in der Lage, ein schwaches Immunsystem zu stimulieren und die Immunabwehr zu steigern.

BALLASTSTOFFE UND BIOBRAN

Ballaststoffe

Obwohl wir ständig von der Gesundheitskrise der Industriestaaten und ihren Ursachen – ungesunde Ernährung und wachsendes Übergewicht – hören, ist immer noch zu wenig über das Zusammenspiel von Ernährung und Gesundheit bekannt. Die Bedeutung einer ausgewogenen Ernährung ist den meisten heute klar, doch mit unserem Verständnis der feineren Auswirkungen bestimmter Stoffe auf unser Immunsystem stehen wir noch ganz am Anfang. So wissen wir, dass Ballaststoffe gesund und für ein dauerhaftes Wohlbefinden unverzichtbar sind. Trotzdem fehlen sie in vielen industriell verarbeiteten Nahrungsmitteln.

Der Begriff ‚Ballaststoffe' wurde erstmals Anfang der 1950er Jahre verwendet. Seitdem wurde viel über seine Definition diskutiert, und verschiedene Menschen in verschiedenen Ländern verstehen bis heute nicht das Gleiche darunter.

Für die meisten bezieht er sich auf naturbelassene pflanzliche Lebensmittel wie Müsli, Gemüse und Obst, Nahrungsmittel also mit Bestandteilen pflanzlicher Zellwände. Unserer Überzeugung nach ist eine an naturbelassenen pflanzlichen Nahrungsmitteln reiche Kost ein guter Schutz vor Zivilisationskrankheiten.

Kohlenhydrate

Auch Kohlenhydrate haben unter den Launen der Mode- und Diätbranche gelitten, die sie lange als ernährungsphysiologisch minderwertig abtat. Nahrungsmittel mit Kohlenhydraten sind die billigsten Energielieferanten. Wir essen sie gern, insbesondere in Gestalt von Zucker. In ihrer raffinierten Form sind sie mitverantwortlich für Erkrankungen der Zähne und Herzkranzgefäße sowie für Diabetes, Übergewicht und Krebs.

Kohlenhydrate kommen in vielen Gewändern daher. Anfang der 1980er Jahre erkannte man, dass komplexe Kohlenhydrate wichtige Energie- und Nährstofflieferanten und eine Alternative zu Fetten sind.
Zucker sind einfache Kohlenhydrate. Zu langen Ketten miteinander verbunden heißen sie Polysaccharide.

Stärke besteht zum Beispiel aus verdaulichen Polysacchariden, Zellulose und Hemizellulose bestehen aus unverdaulichen Nicht-Stärke-Polysacchariden. Polysaccharide werden auf ihrem Weg durch den Magen-Darm-Trakt durch Verdauungsenzyme zu Monosacchariden aufgespalten, die dann resorbiert werden.

Die Verbindung zwischen Ballaststoffen und Kohlenhydraten

Lange glaubte man, dass unverdauliche Pflanzenbestandteile keinen oder einen nur geringen Nährwert besitzen. In den vergangenen Jahrzehnten erkannte man jedoch, dass Ballaststoffe für einen gesunden Verdauungstrakt unverzichtbar sind. Unlösliche Fasern erhalten Gesundheit und Tonus der Muskulatur der Darminnenseite aufrecht und sorgen so für eine ausreichende Nährstoffresorption.

Die Verbindung zu BioBran

Unlösliche Fasern sind mehr als nur Füllstoffe, die die Verdauung anregen. Bei ihrer Aufspaltung wird ihre bis zu diesem Moment verborgene Fähigkeit, das Immunsystem zu stimulieren, aktiviert. Bei BioBran handelt es sich um aufgespaltene und damit verdauliche Fasern der Reiskleie. Das sind die nährstoffreichen Schalen, die übrig bleiben, wenn brauner Reis zum schmackhafteren weißen Reis verarbeitet wird.

Die Gewinnung von BioBran erfolgt in einem speziellen Verfahren, mit dem die chemische Verbindung zwischen Schale und Reiskorn mithilfe eines Enzyms des Shiitake-Pilzes aufgebrochen wird. In BioBran steckt somit der gesundheitliche Nutzen von Mehrfachzuckern, die jedoch in löslicher Form vorliegen und daher schnell in die Blutbahn gelangen, von wo aus sie das Immunsystem stimulieren.

Viele aus Pflanzen gewonnene Stoffe haben keinen Einfluss auf das Immunsystem, da sie aufgrund ihres hohen Molekulargewichts und ihrer komplexen Molekülstruktur als Fremdkörper eingestuft und nicht resorbiert werden. BioBran dagegen wird aufgrund seines geringeren Molekulargewichts problemlos vom Verdauungstrakt resorbiert, wo es seine Wirkung auf das Immunsystem entfaltet.

DIE BEWÄLTIGUNG DER GESUNDHEITSKRISE

Die größte gesundheitliche Bedrohung, der die meisten Industrienationen ausgesetzt sind, ist wahrscheinlich der Krebs. Im Kampf gegen maligne Tumoren stehen den Vertretern der westlichen Medizin hauptsächlich drei Waffen zur Verfügung: Operation, Bestrahlung und Chemotherapie. Zwar haben sich mit der Zeit einzelne Techniken weiterentwickelt, doch an den grundsätzlichen Methoden hat sich in 50 Jahren nur wenig geändert. Für die meisten von uns kommt die Diagnose Krebs einem Todesurteil gleich, obwohl beachtliche und bewegende Fortschritte erzielt wurden bei der Behandlung von Leukämie bei Kindern, Prostatakrebs und dem Non-Hodgkin-Lymphom. Nur 10 Prozent der Erwachsenen mit einer häufigen Krebsart haben eine Überlebenszeit von mehr als fünf Jahren.

Es löst immer wieder Erstaunen aus, dass Ärzte und Chirurgen heftige Attacken auf den Körper in Form von Operationen, Chemotherapien und Bestrahlungen befürworten, ohne erst das Immunsystem zu stärken, um der gleichzeitigen Vernichtung gesunder und kanzerogener Zellen zu begegnen.

Obwohl beispielsweise AIDS-Patienten und -Pflegekräfte erkannt haben, wie wichtig die Stärkung des Immunsystems zur Abwehr opportunistischer Infektionen ist, scheint sich dieses Wissen unter Krebsspezialisten und

-patienten weniger weit verbreitet zu haben, für die die Stärkung der weißen Blutkörperchen zur Bekämpfung fortschreitender Tumoren und zum Ausgleich der Folgen aggressiver konventioneller Therapien genauso entscheidend ist.

In dem Maße, wie unser Verständnis für zelluläre Interaktionen gewachsen ist, ist auch die Bedeutung der Immuntherapie gestiegen. Immuntherapien setzen das Immunsystem ein, um Tumoren, Viren und andere Krankheitserreger anzugreifen. Eine immunbasierte zelluläre Behandlung löst eine zellvermittelte Antwort aus. Da der Körper auf im Rahmen einer Immuntherapie verabreichte Substanzen biologisch reagiert, werden solche Wirkstoffe auch Biological Response Modifiers (BRMs), zu Deutsch etwa Biomodulatoren, genannt.

Mittlerweile wird die Immuntherapie als viertes Verfahren zur Behandlung von Krebs eingestuft – neben Operation, Chemo- und Strahlentherapie. Die Möglichkeit, Zytokine mit gentechnisch veränderten Organismen herzustellen, hat in den vergangenen 40 Jahren viel Aufsehen erregt. Zytokine sind mächtige Signalmoleküle und werden von den Zellen, die für die Immunabwehr verantwortlich sind, zur Stimulierung und Steuerung von Immunreaktionen eingesetzt.

Interferon, Interleukin und Tumor-Nekrose-Faktor (TNF), künstlich kultivierte und biotechnologisch veränderte Versionen dieser Zytokine, nährten die Hoffnung, dass es möglich sei, einen Impfstoff gegen Krebs zu entwickeln. Jedoch führten Anfang der 1990er Jahre kostspielige Studien mit geringem Ergebnis und schrecklichen Nebenwirkungen zu Ernüchterung und Neubewertung. Befürworter sind dennoch überzeugt, dass am Ende dieser Forschungslinie die erfolgreiche Behandlung von viralen

Erkrankungen, Melanomen, der Hodgkin-Krankheit und Leukämie stehen wird.

DIE ENTDECKUNG VON BIOBRAN

Diejenigen, die BioBran entwickelten, wählten einen anderen, natürlicheren Ansatz als die Pharmabranche. Dazu Herr Yasuo Ninomiya, Gründer der Firma Daiwa Pharmaceutical und Hersteller von BioBran: „Wir sind der Überzeugung, dass es sehr wichtig ist, der Natur, mit der wir koexistieren müssen, zu vertrauen. Wir glauben, dass die Selbstheilungskräfte des Körpers die Voraussetzung für einen Ausgleich physischer Ungleichgewichte sind."
Mit der Verwestlichung der Ernährung in Japan, die mit einem Anstieg der Kalorien- und Eiweißzufuhr einhergeht, wächst die Inzidenz der vom Lebensstil abhängigen Krankheiten wie Krebs, Diabetes, Bluthochdruck und Herzerkrankungen. Daher hatte sich Daiwa Pharmaceutical zum Ziel gesetzt, ein ballaststoffreiches Produkt zu entwickeln, das den Folgen einer unausgewogenen Ernährung, die als Auslöser dieser Erkrankungen gilt, entgegenwirkt.

Schon lange wird Reis, das Grundnahrungsmittel Asiens, wegen seiner gesundheitsfördernden Eigenschaften geschätzt. Jahrtausende alte indische Bücher beschreiben die Heilungskräfte von Reis bei Magengeschwüren, Bluthochdruck und hohen Cholesterin- und Blutzuckerwerten. Nährstoffreiche Reiskleie enthält Mehrfachzucker (Polysaccharide), die für ihre tumorhemmenden und immunstimulierenden Eigenschaften bekannt sind.

Dr. Hiroaki Maeda, Leiter der Forschungs- und Entwicklungsabteilung bei Daiwa, arbeitet an der Erforschung so genannter Phytonutrients (Pflanzeninhaltsstoffe), die dem Menschen und der Landwirtschaft nutzen. Er besitzt einen Abschluss in Ernährungschemie der Graduate School of Science and Technology, Bereich Gartenbau, der Chiba-Universität in Japan und erforscht seit Ende der 1980er Jahre die gesundheitsfördernden Eigenschaften der Mehrfachzucker in Pflanzen und Pilzen.

Im Jahr 1992 lernte Herr Ninomiya bei einem Besuch der Japanese Society for Complementary and Alternative Medicine in Los Angeles Dr. Ghoneum kennen, einen Immunologen, der im Auftrag der National Institutes of Health (NIH) an der Universität von Kalifornien in Los Angeles Umweltschadstoffe erforschte. Fünf Wirkstoffe mit jeweils unterschiedlichem Molekulargewicht wurden damals von Tokio nach Los Angeles zu Dr. Mamdooh Ghoneum geschickt, der heute in den Forschungslabors der Charles R. Drew University of Medicine and Science, Los Angeles, als außerordentlicher Professor im Bereich Otorhinolaryngologie (Hals-Nasen-Ohrenheilkunde) tätig ist.

Dr. Ghoneum wurde in Ägypten geboren und erwarb einen Abschluss in Biologie an der Universität von Mansoura. Er ging als Stipendiat nach Japan, wo er 1980 an der Universität von Tokio für seine Arbeit über die Auswirkungen niedrig dosierter Bestrahlung der Thymusdrüse die Doktorwürde erlangte. Angesichts des Erbes der Atombomben auf Hiroshima und Nagasaki besitzt die Strahlenforschung in Japan ein besonderes Gewicht. Im Jahr 1982 zog er in die USA, wo er wissenschaftlicher Mitarbeiter an der UCLA School of Medicine wurde.

Dr. Ghoneum erforschte natürliche Killerzellen (NK-Zellen) und ihre Fähigkeit, Tumorzellen zu vernichten, sowie die Fähigkeit von Krebszellen, geschwächte NK-Zellen abzuwehren und zu zerstören.

„Fast zehn Jahre lang untersuchte ich, welche Faktoren NK-Zellen schwächen und das Immunsystem unterdrücken. Drei von ihnen erscheinen mir unvermeidlich: Stress, der Alterungsprozess und chemische Karzinogene. Es war bekannt, dass Stress das Immunsystem beeinträchtigt, doch niemand hatte je die Wirkzusammenhänge analysiert", erläuterte Dr. Ghoneum.

Nachdem er die immunsuppressiven Faktoren erforscht hatte, richtete Dr. Ghoneum sein Augenmerk auf Methoden der Stärkung des Immunsystems. Er begann, sich mit Immuntherapien zu befassen, insbesondere mit Biological Response Modifiers (Substanzen, die das Immunsystem stimulieren).

Wie bei vielen wissenschaftlichen Fortschritten lag auch in der Begegnung von Dr. Ghoneum und Herrn Ninomiya etwas von einem glücklichen Zufall. Dr. Maedas Suche nach pflanzlichen Lösungen für Gesundheitsprobleme des Menschen und Dr. Ghoneums Interesse an der NK-Zell-Aktivität ergänzten sich zu dem Nährboden, auf dem BioBran entwickelt und der Nachweis seiner Wirksamkeit erbracht wurde.

Am Anfang der BioBran-Forschung schickte Dr. Maeda in ihre Bestandteile aufgebrochene Kleie verschiedener Reissorten zu Dr. Ghoneum. Dieser bestimmte mit einer einfachen Technik den Wirkungsgrad der einzelnen Bestandteile. Dazu testete er ihre Wirkung auf die antitumorale Fähigkeit natürlicher Killerzellen und die Fähigkeit von Makrophagen, Signalmoleküle freizusetzen, die eine Tumorhemmung bewirken (Makrophagen sind weiße Blutkörperchen, die Mikroorganismen einkreisen und vernichten, abgestorbene Zellen eliminieren und die Aktivität anderer Immunzellen stimulieren).

Nach mehrmonatigen Forschungen fand Dr. Ghoneum Anfang 1995 schließlich die wirkungsvollste chemische Struktur in von Enzymen aufgespaltenen Zuckern. „Anfangs waren wir unsicher, ob wir Erfolg haben würden. Die Frage, ob es funktionierte oder nicht, ließ uns so manche Nacht kaum schlafen. Ich sorgte mich um die Ergebnisse, und sie machten sich Gedanken, wenn sie mir das Material schickten. Es war, als warteten wir auf das Resultat einer Prüfung."

Es zeigte sich, dass das Ergebnis, ein wasserlöslicher biologischer Wirkstoff aus modifizierter Zellulose der Reiskleie, die Immunabwehr äußerst wirkungsvoll steigerte. Viele aus Pflanzen gewonnene Stoffe haben keinen Einfluss auf das Immunsystem, da sie aufgrund ihres hohen Molekulargewichts und ihrer komplexen Struktur als Fremdkörper eingestuft und nicht resorbiert werden. Eine der wichtigsten Eigenschaften von BioBran ist die Tatsache, dass es schnell ins Blut gelangt.

Seine ersten In-vitro-Tests führte Dr. Ghoneum an Zellen im Labor durch. Anschließend arbeitete er mit älteren Mäusen und Ratten mit geschwächtem Immunsystem. Mehrere Gruppen von Ratten erhielten BioBran in drei verschiedenen Dosierungen. Dabei zeigte sich ein Anstieg der NK-Zell-Aktivität um bis zu 142 Prozent proportional zur Dosis. In Versuchen an Mäusen und menschlichen Zellen bewirkte BioBran eine Zunahme der molekularen Signale, die eine Tumorhemmung bewirken.

„Als ich die Wirkung von BioBran zum ersten Mal mit eigenen Augen sah, konnte ich es fast nicht glauben", schwärmt Dr. Ghoneum. „Wir hatten es mit einer Substanz zu tun, die einen deutlichen Einfluss auf die Immunfunktionen und insbesondere die Aktivität von NK-Zellen besaß.“

Die ersten Studien am Menschen führte Daiwa Pharmaceutical durch. Teilnehmer waren 24 gesunde Probanden, 9 Männer und 15 Frauen mit einem Durchschnittsalter von 34 Jahren. Sie wurden in drei Studiengruppen aufgeteilt und erhielten 60 Tage lang BioBran in unterschiedlichen Dosierungen. Die Einnahme von Medikamenten oder Vitaminen während der Tests war den Probanden untersagt. In Abständen wurde ihre NK-Zell-Aktivität bestimmt. Einen Monat nach Studienbeginn hatte sich diese in der Gruppe mit der niedrigsten Dosierung fast verdoppelt, in den anderen Gruppen etwa verdreifacht. Nach zwei Monaten hatte sie sich durchschnittlich verfünffacht.

Ebenfalls untersucht wurden Ratten, die Cisplatin und Adriamycin, zwei gängige Krebs-Chemotherapeutika, erhielten. Diejenigen Tiere, denen zusätzlich BioBran verabreicht wurde, wiesen ein höheres Körpergewicht und leichtere Symptome auf. Ratten, die ausschließlich Cisplatin oder eine niedrige zusätzliche Dosis BioBran erhielten, starben, während Tiere mit Cisplatin und hochdosiertem BioBran überlebten

.

Eine wichtige Frage, die es noch zu klären galt, war, ob BioBran ‚Hyporeaktivität' auslöst. Mediziner sprechen von Hyporeaktivität, wenn eine bestimmte Wirkung nur mit steigenden Dosierungen zu erzielen ist. Ob dies auch auf BioBran zutrifft, lässt sich erst nach einiger Zeit zweifelsfrei sagen. Bis jetzt jedoch und unter Berücksichtigung einer 4-jährigen Studie deutet nichts darauf hin, dass Hyporeaktivität ein Problem sein könnte. Desgleichen wurden Untersuchungen im Hinblick auf eine mögliche Toxizität durchgeführt. Nach Tests mit Mäusen erklärte Dr. Ghoneum: „Biobran ist so unbedenklich wie die im Rahmen einer normalen Ernährung verzehrten Nahrungsmittel. Bislang sind keine Nebenwirkungen bekannt.“

BIOBRANS WERT ALS FUNKTIONELLES NAHRUNGSMITTEL

Aufgrund seiner immunstimulierenden Wirkung zählt BioBran zu den funktionellen Lebensmitteln. Zwar haben die meisten Forschungsarbeiten über BioBran seine tumorhemmende und antivirale Wirkung zum Thema, doch setzen Ärzte es auch mit anderen therapeutischen Zielsetzungen ein.
Hierzu zählen:

- als Radikalfänger
- zur Verbesserung der Glukosetoleranz
- zur Verbesserung der Pankreasfunktion
- zur Verbesserung der hepatischen (Leber-) Funktion
- zur Milderung der Nebenwirkungen einer Chemotherapie
- zur Verbesserung der Lebensqualität

WISSENSCHAFTLICHE BELEGE FÜR DIE WIRKSAMKEIT VON BIOBRAN

Um die Unbedenklichkeit und Wirksamkeit von BioBran in verschiedenen therapeutischen Zusammenhängen zu ermitteln, wurden umfassende Untersuchungen durchgeführt. Diese umfassen:

- In-vitro-(Labor-)Tests, um die Wirkungen von BioBran auf zellulärer Ebene zu ermitteln.
- In-vivo-Tests an lebenden Organismen, das heißt an Mäusen, Ratten und Menschen. Hierbei wurden Mäuse und Ratten mit Krebs bzw. Diabetes infiziert, um Erkrankungen zu provozieren, die denen des Menschen entsprechen. Die Tiere erhielten BioBran sowie die bei diesen Erkrankungen üblichen Medikamente, und die Auswirkungen wurden überwacht.
- Klinische Versuche, bei denen BioBran Patienten mit schwerwiegenden Erkrankungen und eingeschränkter Immunabwehr verabreicht wurde.

Zur besseren Vergleichbarkeit arbeiteten einige Tier- und Humanstudien mit einer Kontrollgruppe, die kein BioBran bekam. Im Falle von Humanstudien wurde die Kontrollgruppe nach ethischen Gesichtspunkten und mit Einverständniserklärung gebildet.

STEIGERUNG DER AKTIVITÄT NATÜRLICHER KILLERZELLEN

Natürliche Killerzellen sind von zentraler Bedeutung für ein starkes Immunsystem und die Abwehr von Krankheiten. Sie sind die erste Verteidigungslinie im Kampf gegen Tumoren, da sie bestimmte Tumor- und virusinfizierte Zellen erkennen und töten.

Aufgrund ihrer potenziellen Rolle bei der Krebsbekämpfung ist natürlichen Killerzellen bereits viel Beachtung geschenkt worden. Dennoch ist noch immer unklar, wie genau sie der Entwicklung, Progredienz und Ausbreitung induzierter und spontaner Tumoren entgegenwirken.

Studien zeigten, dass die Aktivität von NK-Zellen bei an Krebs erkrankten Ratten und Mäusen unterdrückt ist. Also wird immer wieder versucht, die Aktivität der NK-Zellen durch Substanzen zu steigern, die die natürliche Krankheitsabwehr des Körpers verbessern. Eine dieser Substanzen ist BioBran.

In einer Studie, mit der die Wirkung von BioBran auf die NK-Zell-Aktivität untersucht werden sollte, wurde drei Gruppen von Ratten BioBran in unterschiedlichen Konzentrationen verabreicht, eine vierte diente als Kontrollgruppe. Außerdem wurde experimentell untersucht, ob das Geschlecht die Reaktion auf BioBran beeinflusste. Vier Tage nach der ersten Biobrangabe war bei den Ratten, die die höchste Dosis erhalten hatten, eine verbesserte NK-Zell-Aktivität erkennbar. Im weiteren Verlauf der Studie zeigte sich bei allen Ratten eine deutliche Verbesserung von durchschnittlich 119–142 Prozent. Je höher die Dosis, um so stärker der Anstieg über die Dauer der Studie.

Es bestand ein geschlechtsabhängiger Unterschied. Bei weiblichen Ratten stieg die Aktivität um 162 Prozent im Vergleich zu 135 Prozent bei männlichen Tieren.

BioBran führte nicht zu einem Anstieg der absoluten Zellenanzahl. Vielmehr stärkte es die vorhandenen NK-Zellen und ließ sie wirksamer kämpfen. Doch nicht nur NK-Zellen profitierten von BioBran. Stärkere NK-Zellen stimulieren einen Typ T-Zellen, der Fremdkörper erkennt und tötet und so möglicherweise krebshemmend wirkt.

Wie genau BioBran die NK-Zell-Aktivität steigert, ist noch nicht völlig geklärt. Bekannt ist, dass BioBran die Produktion von Interferon anregt, einem natürlichen Stoff, der die körpereigene Abwehr von Infektionen und anderen Krankheiten steigert. Interferon wiederum verbessert die Wirksamkeit der NK-Zellen.

STEIGERUNG DER AKTIVITÄT NATÜRLICHER KILLERZELLEN BEI KREBSPATIENTEN

Die Standard-Krebstherapie wirkt immunsuppressiv, das heißt sie schwächt die Fähigkeit des Körpers, Krebs zu bekämpfen und gesund zu bleiben.

In einer Studie mit 90 Krebspatienten, die zum Teil noch konventionell mit Operation, Bestrahlung, Chemo- und Hormontherapie behandelt werden, sowie mit Patienten, deren Therapie beendet ist, wurden fünf Jahre lang täglich 3 g BioBran, also 45 mg pro Kilogramm Körpergewicht, verabreicht. Um zu ermitteln, wie wirksam Tumor- von NK-Zellen bekämpft wurden, bestimmte man die NK-Zell-Aktivität zunächst wöchentlich, dann monatlich.

Folgende Krebserkrankungen waren diagnostiziert worden: Prostata (22), Brust (20), multiples Myelom (16), Ovarien (5), Sonstige (27).

Tests ergaben, dass die NK-Zell-Aktivität bereits eine Woche nach der ersten Einnahme von BioBran bei 86 von 90 Patienten (95,5 Prozent) um das Zwei- bis Zehnfache gestiegen war und sich bis zu fünf Jahre lang auf hohem Niveau stabilisierte.

Diese Ergebnisse zeigen, dass BioBran einen neuen immuntherapeutischen Ansatz bei Krebs darstellt, bei dem die körpereigene Krebsabwehr durch gesteigerte NK-Zell-Aktivität verstärkt wird. Aufgrund der langen Studiendauer war es außerdem möglich, den Einfluss von Stress auf die NK-Zell-Aktivität zu messen. Stress kann die Funktionsfähigkeit des Immunsystems ernsthaft beeinträchtigen.

Im Verlauf der Behandlung litten 10 der 86 Patienten, deren NK-Zell-Aktivität gestiegen war, an Stress unter anderem durch Schlafmangel, Trauerfälle, Arbeitsüberlastung oder finanzielle Probleme. Diese Patienten zeigten einen Rückgang der NK-Zell-Aktivität um 40–75 Prozent im Vergleich zum vorherigen Niveau. Ließ der Stress jedoch nach, stieg ihre NK-Zell-Aktivität wieder auf das alte hohe Niveau an. Das war der Beweis, dass Stressabbau ein wichtiger Bestandteil der Behandlung mit BioBran ist.

Die Ergebnisse dieser Studie wurden im Dezember 1999 auf einem Anti-Aging-Kongress in Las Vegas vorgestellt. Die Sponsoren der Konferenz waren die American Academy of Anti-Aging Medicine und das University of Arizona Health Sciences Center.

Krebshemmende Eigenschaften bei Brustkrebs

Fünf Brustkrebspatienten, deren NK-Zell-Aktivität nach der Behandlung reduziert war, erhielten täglich hochdosiertes BioBran, was innerhalb von zwei Wochen zu positiven Ergebnissen führte.

Vor der Einnahme von BioBran lag die Aktivität ihrer NK-Zellen bei 12,7 bis 58,3 Prozent. Im Verlauf der Studie stieg sie von durchschnittlich 41,8 Prozent auf 89,5 Prozent und lag damit deutlich über dem Normbereich. Zwei Patienten waren innerhalb von sechs bis acht

Monaten tumorfrei, zwei weitere folgten später. Die Einnahme von BioBran erfolgte parallel zur Chemotherapie der Patienten.

Das Fazit der Forscher lautete: „Unsere Studie hat gezeigt, dass BioBran die NK-Zell-Aktivität dramatisch steigert und keine nennenswerten Nebenwirkungen hat. Die Immuntherapie mit BioBran in Verbindung mit einer Chemotherapie ist als durchaus wirksame Krebstherapie einzustufen."

Die Ergebnisse dieser Studie wurden im November 1995 in Baltimore, Maryland, auf einer Konferenz zum Thema ‚*Krebs – Schnittstelle zwischen Grundlagen- und angewandter Forschung*' veröffentlicht. Sponsor der Konferenz war die amerikanische Krebsforschungsgesellschaft American Association for Cancer Research.

Krebshemmende Eigenschaften bei Hautkrebs

In der hellhäutigen Bevölkerung nimmt die Zahl der Hautkrebsfälle zu. Jedes Jahr erkrankt einer von sieben Amerikanern, rund eine Million Menschen, an Hautkrebs, der damit die häufigste Krebsart in den USA ist.

Die Ursachen bösartiger Hautwucherungen sind vielfältig. Sie umfassen u. a. eine höhere Lebenserwartung und die damit verbundene längere Sonnenexposition sowie wachsende Freizeit- und finanzielle Möglichkeiten, die die Menschen mehr Zeit im Freien verbringen lassen.

Die Haut ist das größte Organ des Körpers und schützt uns vor Hitze, Sonnenstrahlung, Verletzungen und Infektionen. Sie reguliert die Körpertemperatur und speichert Wasser, Fett und Vitamin D. Die äußere Hautschicht (die Epidermis) besteht größtenteils aus flachen, schuppenartigen Zellen (dem Plattenepithel).

Untersucht wurde, ob sich BioBran gegen bestimmte Krebszellen gezielt einsetzen lässt. Dazu wurden Plattenepithelkarzinomzellen mit BioBran kultiviert. Das Tumorzellwachstum verlangsamte sich nach 48 Stunden um 30 Prozent und nach 72 Stunden um 50 Prozent. Die Zahl der Karzinomzellen, die nicht mit BioBran behandelt, aber inkubiert wurden, nahm weiter zu.

Weitergehende Analysen zeigten bei Plattenepithelzellen nach 16-stündiger Behandlung mit BioBran einen Anstieg des entzündungshemmenden Interleukin-10 um das Achtfache sowie einen Anstieg um das Dreifache von Interleukin-12, einem Stoff, der natürliche Killerzellen stimuliert und von zentraler Bedeutung für die Immunabwehr ist.

Nur wenig änderte sich dagegen die Konzentration des Interferontyps, der an anderer Stelle durch den Einfluss von BioBran auf NK-Zellen stimuliert worden war. Dieser Typ Interferon spielt bei der Stärkung des Immunsystems eine wichtige Rolle.

Die Studie deutet darauf hin, dass BioBran nicht nur die Immunfunktionen des Wirts verbessert, sondern auch direkten Einfluss auf das Tumorzellwachstum nimmt sowie die Bildung von Zytokinen anregt, die sehr wichtig für eine Stimulation der Immunantwort sind. Auch bei den 32 Patienten, die vier Jahre lang beobachtet worden waren, erwies sich BioBran als klinisch sehr erfolgreich.

Die Ergebnisse dieser Studie wurden auf einem Kongress zum Thema Anti-Aging- und Biomedizin in Las Vegas im Dezember 2000 vorgestellt.

Krebshemmende Eigenschaften bei Leukämie

BioBran erhöht nachweislich die Leistungsfähigkeit von

NK-Zellen. Eine der günstigen Folgen dieser Steigerung kann eine nebenwirkungsärmere und damit effektivere Chemotherapie sein. Im Lichte dieser Forschungen wurde die Frage untersucht, wie wirksam BioBran den Körper in seinem Kampf gegen Leukämiezellen unterstützen kann.

Eine der Angriffsstrategien des Immunsystems besteht darin, Krebszellen in den ‚Selbstmord' zu treiben. Zellen dazu zu bringen, sich selbst zu töten, ist einer der wichtigsten und sensibelsten Mechanismen zur Aufrechterhaltung eines starken Immunsystems. Gerät er außer Kontrolle, beginnt das Immunsystem unter Umständen, sich selbst anzugreifen.

In Labortests wurde BioBran zu Leukämiezellen gegeben, um die Methode, mit der der Körper Zellen in den Selbstmord treibt, zu replizieren. Die Ergebnisse legten die Vermutung nahe, dass Leukämiezellen bei Vorhandensein von BioBran in größerer Zahl und wirksamer vernichtet werden.

Der Versuch wurde von Dr. Ghoneum und seinem Kollegen Dr. Sastry Gollapudi an der Charles R. Drew University durchgeführt. Ihre Ergebnisse veröffentlichten sie im Oktober 2002 auf einer Tagung der amerikanischen Krebsforschungsgesellschaft American Association for Cancer Research.

Patienten mit Tumoren im fortgeschrittenen Stadium

BioBran wurde an zehn konventionell behandelten Patienten mit fortgeschrittenen Tumoren getestet. Die Studiendauer betrug für alle Patienten sechs Monate.

Nach nur zwei Wochen hatte sich die NK-Zell-Aktivität mehr als verdoppelt. Auch die Funktion der T- und B-Zellen hatte sich gesteigert. Biobrans nutzbringende Wirkung auf die Zellaktivität hing offenbar mit der Bildung von Interferon und Tumor-Nekrose-Faktor (TNF) zusammen, die die natürliche Krankheitsabwehr des Körpers stärken.

Diese Studie wurde von Dr. Ghoneum und Dr. Maeda durchgeführt, die ihre Arbeit 1998 auf der ersten internationalen Fachkonferenz zum Thema ‚*Krankheitsprävention durch IP6* und andere Reisbestandteile*' in Kyoto vorstellten.

Hemmung des Krebswachstums

In an der Chiba-Universität durchgeführten Studien zeigte BioBran bei drei Krebsarten eine wachstumshemmende Wirkung: bei Leukämie, Magen- und Lungenkrebs.

Im Studienexperiment wurde BioBran drei Krebszelllinien zugesetzt, die mit Leukämie und mit Magen- und Lungenkrebs assoziiert werden. Nach drei Tagen war die Zellaktivität aller drei Zelllinien herabgesetzt.

Die Untersuchungen wurden an der Graduate School of Science and Technology der Chiba-Universität durchgeführt. Ihre Ergebnisse erschienen im März 2002 in der Zeitschrift der japanischen Gesellschaft für Biowissenschaften, Biotechnologie und Agrochemie.

Steigerung der tumorhemmenden Aktivität natürlicher Killerzellen

Natürliche Killerzellen können Tumorzellen vernichten. Sie tun dies mithilfe des Zytokins Interleukin-2, einem Stoff, der bestimmte Zellen anspricht. In einem Labor der japanischen Chiba-Universität wurde die Effektivität, mit

* IP6 ist ein Faserbestandteil, der hauptsächlich im vollen Korn und in Hülsenfrüchten vorkommt und dem eine Schutzwirkung gegen Krebs nachgesagt wird.

der BioBran Interleukin-2 stimuliert, untersucht.
BioBran wurde weißen Blutkörperchen und Tumorzellen zugesetzt. Fehlte das Zytokin, besaß BioBran keine nennenswerte Wirkung. Wurde dem Versuchsmedium jedoch Interleukin-2 zugegeben, stieg die NK-Zell-Aktivität merklich an.

Das aus fünf Wissenschaftlern bestehende Team, zu dem auch Dr. Hiroaki Maeda von Daiwa Pharmaceutical zählt, schlussfolgerte, dass BioBran NK-Zellen aktiviert, wenn Interleukin-2 vorhanden ist. Die Ergebnisse erschienen im März 2002 in der Zeitschrift der japanischen Gesellschaft für Biowissenschaften, Biotechnologie und Agrochemie.

Krebspatienten mit geringer NK-Zell-Aktivität

Patienten mit Tumoren im fortgeschrittenen Stadium sprechen nachweislich auf die Behandlung mit BioBran an. Bei allen 27 Krebspatienten im Alter von 42–57 Jahren war die NK-Zell-Aktivität verringert. Sie litten an einer Reihe fortgeschrittener maligner Tumoren wie Brust-, Prostata- und Gebärmutterhalskrebs, an multiplem Myelom und an Leukämie.

Alle Probanden erhielten 3 g BioBran pro Tag. Zwei Wochen nach der ersten Einnahme von BioBran war die NK-Zell-Aktivität deutlich gestiegen: bei Patienten mit multiplem Myelom um mehr als das Fünffache, bei Frauen mit Gebärmutterhalskrebs um fast das Dreifache und bei Patienten mit Brust- oder Prostatakrebs oder Leukämie um mehr als das Doppelte.

Obwohl sich der Zustand der meisten Patienten in allen Versuchszeiträumen – zwei Wochen, drei bzw. sechs Monate – besserte, zeigte BioBran bei drei Patienten keine Wirkung.

Im Verlauf der Studie stieg die Leistungsfähigkeit der NK-Zellen an. NK-Zellen sind von Granula besiedelt. Eine geringe Granularität deutet darauf hin, dass die Zellen erschöpft oder abwehrgeschwächt sind. BioBran regranulierte die Zellen und stellte ihre Schlagkraft wieder her.

Die Wissenschaftler kamen zu dem Schluss, dass die Steigerung der NK-Zell-Aktivität durch BioBran auf eine Zunahme der Granula der NK-Zellen zurückzuführen sein könnte. Ihre Ergebnisse präsentierten sie 1996 auf der Jahresversammlung der American Association for Cancer Research in Washington D.C.

Die Nebenwirkungen der Chemotherapie mildern

Cisplatin und Adriamycin sind wichtige Krebsmedikamente. Cisplatin ist eine Platinverbindung. Platinhaltige Medikamente sind der Grundstein der Behandlung des Ovarial- und Hodenkarzinoms sowie einiger anderer Tumorarten. Adriamycin ist ein Antibiotikum. Beide Präparate sind Chemotherapeutika, die das Wachstum von Krebszellen im Körper hemmen. Und beide haben schwerwiegende Nebenwirkungen.

In einer kleinen Tierstudie wurde untersucht, wie effektiv BioBran diesen toxischen Wirkungen begegnet. Hierzu wurden mehrere Studiengruppen gebildet: nur Cisplatin, Cisplatin und BioBran (hoch und niedrig dosiert), nur Adriamycin, Adriamycin und BioBran (hoch und niedrig dosiert) sowie eine Kontrollgruppe. BioBran wurde über einen Zeitraum von 11 Tagen, proportional zum Körpergewicht dosiert, verabreicht. Anhand des Zustands der inneren Organe, speziell des Magen-Darm-Trakts, wurde dann beurteilt, inwieweit hierdurch die Nebenwirkungen der Chemotherapeutika gemildert werden konnten.

Es zeigte sich, dass die Supplementierung mit BioBran bei 72 Prozent der Tiere den üblichen Gewichtsverlust verhinderte. Diejenigen, die nur Cisplatin erhielten, verloren 1,5 Prozent ihres Gewichts; bei denen, die nur Adriamycin bekamen, stieg das Körpergewicht um 30 Prozent.

Die Gruppe mit niedrig dosiertem Cisplatin und niedrig dosiertem BioBran zeigte eine Gewichtszunahme von 11 Prozent, die mit Adriamycin und niedrig dosiertem BioBran von 46 Prozent. Die Gruppe mit Cisplatin und hoch dosiertem BioBran zeigte eine Gewichtszunahme von 44 Prozent, die mit Adriamycin und hoch dosiertem BioBran von 43 Prozent.

Wichtiger ist jedoch die Tatsache, dass keines der Tiere mit Cisplatin und hoch dosiertem BioBran während der Studie starb, während in den Gruppen, die niedrig dosiertes oder gar kein BioBran erhalten hatten, mehrere Tiere starben.

Den Wissenschaftlern zufolge wirkten die überlebenden, mit BioBran supplementierten Tiere gesünder, zeigten Gewichtszunahmen und wiesen seltener schwere Organschäden auf.

Sie schlussfolgerten, dass BioBran das Körpergewicht auch bei toxischen Dosen Cisplatin oder Adriamycin stabil hält und vor einigen schweren Schäden am Magen-Darm-Trakt schützt, und gelangten zu der Auffassung, dass es offenbar ein Mehr an Lebensqualität für Patienten bedeutet, die chemotherapeutisch behandelt werden.

Die Studie wurde unter anderem von Dr. Hiroaki Maeda, Leiter des Bereichs Forschung und Entwicklung bei Daiwa Pharmaceutical, von Forschern der Products Safety

Labs, East Brunswick, New Jersey, und der Creative Strategy, Inc. durchgeführt. Ihre Ergebnisse wurden im Mai 2000 auf der Jahresversammlung der amerikanischen Gesellschaft für Gastroenterologie in San Diego, Kalifornien, veröffentlicht.

Steigerung der Interferonproduktion

Im Jahr 1996 berichtete Dr. Ghoneum, dass BioBran wirksam humane, mit Tumorzellen infizierte NK-Zellen stärkt. Des Weiteren ermittelte er, wie gesunde NK-Zellen die Produktion eines Typs Interferon steigern, der die körpereigene Abwehr von Infektionen und Krankheiten verbessert.

Mit BioBran behandelte NK-Zellen, die auf Tumorzellen stießen, bekämpften diese nur 16 Stunden nach dem Erstkontakt zwei- bis fünfmal wirksamer. Die Produktion von Interferon stieg um das Zehnfache. Bei derart lebensverlängernden und heilenden Kräften ist es nur angemessen, dass die Natur NK-Zellen eine Herzform verliehen hat.

Die Studie ergab überdies, dass eine erhöhte NK-Zell-Aktivität offenbar T- und B-Zellen stimuliert. Dazu Dr. Ghoneum: „ Der diesem Umstand zugrunde liegende Mechanismus gleicht einer Kettenreaktion: BioBran stimuliert NK-Zellen, die ihrerseits dafür sorgen, dass Interferon-Á freigesetzt wird. Dies wiederum induziert die Aktivierung der Immunzellen." T-und B-Zellen sind von entscheidender Bedeutung für die Funktionsfähigkeit des Immunsystems.

Dr. Ghoneum schlussfolgerte: „Biobran, als Zusatzmaßnahme zu einer Krebstherapie, ist eine einfache, ungefährliche, nicht-toxische und schmerzlose Methode, Krebspatienten neue Kraft zu schenken."

Antioxidative Wirkungen

Biobrans Fähigkeiten als Antioxidans bzw. Radikalfänger wurden an drei Arten von freien Radikalen analysiert. Zu Schäden durch freie Radikale kommt es durch die meisten lebensbedrohlichen Erkrankungen und den Alterungsprozess.

Je nach Dosierung stiegen die Fangraten in einem Fall von 4,4 auf 64,6 Prozent für Materie, im zweiten Fall um 3,3–94,9 Prozent und im dritten Fall um 11,5–72,6 Prozent.

Die Studie wurde von Wissenschaftlern der Pflege- und Chirurgieabteilungen der Toyama Medical and Pharmaceutical University in Zusammenarbeit mit Dr. Maeda durchgeführt. Ihr Fazit lautete, dass BioBran ein potenter Radikalfänger ist.

Stärkung des Immunsystems

Der wichtigste Zelltyp des Immunsystems ist allem Anschein nach der Makrophage. Im Einzelnen sind Makrophagen für die Produktion von Molekülen zuständig, die als Zellmediatoren fungieren. Eine Studie sollte ermitteln, inwieweit es BioBran gelingt, die Produktion dieser Mediatoren durch Makrophagen zu steigern.

Analysiert wurden Zellen des Menschen und der Maus. Dabei zeigte sich, dass BioBran die Aktivität der Mauszellen stark und die der humanen Zellen sogar noch deutlicher steigerte.

In seinem Fazit kam Dr. M. Matsuura von der Jichi Medical University, Fachbereich Infektionen und Immunabwehr, zu dem Schluss, BioBran sei „eine wirksame Substanz“ mit der Fähigkeit, die Makrophagen der Maus und des Menschen zu aktivieren.

Regulierung der Aktivität natürlicher Killerzellen

Obwohl Biobrans nutzbringender Einfluss auf die NK-Zell-Aktivität gut dokumentiert ist, gab es keine Arbeiten darüber, wie BioBran bei Menschen mit wechselnder NK-Zell-Aktivität wirkt.

An der Chiba-Universität durchgeführte Studien ergaben, dass BioBran erwartungsgemäß die NK-Zell-Aktivität bei Menschen mit niedriger NK-Zellen-Zahl steigert, bei hoher NK-Zell-Konzentration dagegen die NK-Zell-Aktivität senkt. (BioBran ist ein Immunmodulator und nicht bloß ein Immunstimulans, was seine Einnahme sehr sicher macht.)

Personen mit einer im Vergleich zum Normalwert um 20 Prozent niedrigeren und einer um 40 Prozent höheren NK-Zell-Aktivität wurden weiße Blutkörperchen entnommen und mit BioBran kultiviert. Blutkörperchen mit schwächerer NK-Zell-Aktivität zeigten eine signifikante Aktivitätszunahme, wohingegen Blutkörperchen mit hoher NK-Zell-Aktivität eine geringe oder keine Zunahme bzw. eine Abnahme zeigten. Diese Ergebnisse deuten darauf hin, dass BioBran die NK-Zell-Aktivität reguliert.

Eine auf den Ergebnissen dieser Studien basierende Arbeit erschien 2002 in der Oktober-Ausgabe der Zeitschrift des American College of Nutrition.

Funktionsstörungen der Leber

Um den Mangel an Forschungsarbeiten über Biobrans Wirkung bei Leberfunktionsstörungen auszugleichen, entwarf ein Team der Chiba-Universität in Japan einen Test mit Laborratten.

Fünf Rattengruppen mit induzierten Leberfunktionsstörungen wurde BioBran in unterschiedlichen Dosierungen oral und innerlich verabreicht. Die Kontrollgruppe litt an den gleichen Störungen, erhielt jedoch kein BioBran.

Bei allen fünf Rattengruppen mit BioBran gingen die Leberfunktionsstörungen im Vergleich zu den Tieren ohne BioBran signifikant zurück.

Zu dem Team aus sechs Wissenschaftlern der Graduate School of Science and Technology und des Fachbereichs Bioproduction Science der Chiba-Universität zählte auch Dr. Maeda von Daiwa Pharmaceutical. Ihre Ergebnisse wurden in der Zeitschrift der Japanese Association for Dietary Fibre Research publiziert.

Schutz vor Chemikalien

Giftige Chemikalien in der Luft können bekanntlich Krebs und zahlreiche andere Beschwerden auslösen. Da Chemiearbeiter besonders gefährdet sind, lässt sich an ihnen auf ideale Weise prüfen, ob BioBran hier sinnvoll eingesetzt werden kann.

In einer Studie sollten die mit der Aufnahme giftiger Chemikalien einhergehenden veränderten Immunfunktionen und die Möglichkeiten, BioBran sozusagen als Gegengift einzusetzen, analysiert werden.

Teilnehmer waren 11 Personen, die am Arbeitsplatz Chemikalien ausgesetzt gewesen waren. Alle zeigten Anzeichen einer Immundysfunktion, einer schwachen NK-Zell-Aktivität und einer nachweislich eingeschränkten B- und T-Zellantwort, was die Infektionsabwehr beeinträchtigte.

Die Probanden erhielten vier Monate lang eine tägliche Erhaltungsdosis von 45 mg BioBran pro Kilogramm

Körpergewicht (rund 3 g). Daraufhin stieg die NK-Zell-Aktivität um das Vier- bzw. Siebenfache nach zwei respektive vier Monaten. Die T- und B-Zellfunktionen verstärkten sich um 130–150 Prozent.

Diese Studie, die im Dezember 1999 auf einem Anti-Aging-Kongress in Las Vegas vorgestellt wurde, zeigte, dass sich die durch Chemikalien unterdrückte NK-Zell-Aktivität mit BioBran vollständig wiederherstellen lässt. Die Sponsoren der Konferenz waren die American Academy of Anti-Aging Medicine und das University of Arizona Health Sciences Center.

Stärkung des Immunsystems

NK-Zellen enthalten Substanzen, die am Kampf gegen Tumoren und einige Viren beteiligt sind. NK-Zellen schütten Tumor-Nekrose-Faktor (TNF) aus, der eine Rolle beim Tod von Krebszellen zu spielen scheint, und Interferon, das die Krebszellteilung hemmt und das Tumorwachstum verlangsamen kann.

Außerdem werden im Verlauf des Prozesses Moleküle an der Oberfläche der NK-Zellen aktiviert. Diese Moleküle signalisieren den T-Zellen, dass ein Angriff im Gange ist, sodass sie sich an der Antwort beteiligen können.

In einer Laborstudie sollte beleuchtet werden, ob hoch bzw. niedrig dosiertes BioBran die Antwort der NK-Zellen auf diese Immunmodulatoren verbessert.

Die Ergebnisse belegen, dass BioBran die Produktion des Tumor-Nekrose-Faktors steigert. Bei niedrig dosiertem BioBran stieg sie um das 22fache, bei hoch dosiertem BioBran um das 47fache.

Auch die Interferonproduktion stieg, wenn auch geringer als die des Tumor-Nekrose-Faktors. In der Studie wurden auch Substanzen untersucht, die spezifische Immunantworten anregen sollten. Der entsprechende Nachweis gelang. Überdies war BioBran an einer Verbesserung der Reaktionsfähigkeit von Interleukin-2 beteiligt. Interleukin-2 ist ein Zytokin, also ein Stoff, der die körpereigene Abwehr von Infektionen und anderen Erkrankungen stimuliert.

BioBran benötigt die Hilfe von Zytokinen, um NK-Zellen wirkungsvoll stärken zu können. Es zeigte sich, dass durch Interleukin-2 aktivierte NK-Zellen die Freisetzung von Interferon und Tumor-Nekrose-Faktor anregen.

Das Fazit der Wissenschaftler lautete, dass BioBran ein ungefährliches Mittel zur Stimulierung der Immunabwehr ist, insbesondere im Kampf gegen Krebs und einige Viren. Es eignet sich als Behandlungsalternative oder auch in Verbindung mit anderen Therapien.

Dr. Ghoneum, tätig an den Instituten für Neurobiologie und Mikrobiologie sowie Immunologie der University of California at Los Angeles School of Medicine and Dentistry, und Dr. A. Jewett vom Institut für Neurobiologie und Mikrobiologie der gleichen Universität publizierten im Jahr 2000 eine Arbeit mit diesen Ergebnissen in *Cancer Detection and Prevention*, der offiziellen Zeitschrift der Krebsgesellschaft International Society for Preventive Oncology.

WAS ÄRZTE SAGEN

Immer mehr Patienten mit lebensbedrohlichen Krankheiten, aber auch Menschen, die einfach ihr Abwehrsystem fit halten möchten, entdecken BioBran für sich. Auch Ärzte, die patientenorientiert arbeiten, nehmen BioBran in ihre Behandlungspläne auf. Manchmal steht BioBran im Mittelpunkt eines Therapieprogramms, manchmal ist es eines von mehreren Präparaten und Ansätzen in der ‚Rüstkammer' des Arztes. Im Folgenden melden sich einige zumeist britische Ärzte zu Wort, die den therapeutischen Wert von BioBran erkannt haben.

DR. PATRICK KINGSLEY

Dr. Patrick Kingsley besitzt Erfahrung als Mitarbeiter eines pharmazeutischen Unternehmens sowie mit der Konzeptionierung klinischer- chemischer- und Medikamentenstudien. Dies zeigt sich in der Art, wie er neue Patienten behandelt.

Krebspatienten, die seine Praxis nahe Loughborough, Leicestershire, aufsuchen, kommen mit ganz unterschiedlichen Voraussetzungen: Einige sind eben erst mit ihrer Diagnose konfrontiert worden und auf der Suche nach Behandlungsalternativen, andere sehen in ihm nach Operation, Chemo- und Strahlentherapie ihre letzte Chance. Fast alle Patienten haben ein erheblich geschwächtes Immunsystem. Bei ihrem ersten Besuch werden sie sehr gründlich untersucht, um ein präzises Bild von den Vorgängen in ihrem Körper zu erhalten. Zu den wichtigsten Untersuchungen gehört die Prüfung der Leistungsfähigkeit ihres Immunsystems.

Dr. Kingsley setzt einen Á-Interferon-Test ein, um die Aktivität natürlicher Killerzellen zu messen, „vielleicht die wichtigste Waffe des Immunsystems im Kampf gegen Krebs". Er arbeitet mit Referenzwerten im Blut von 3.000–10.000 und berichtet von Patienten, deren NK-Zell-Aktivität bei der Ankunft unter 50 lag und nach der Behandlung auf über 100.000 angestiegen war.

Zusätzlich macht Dr. Kingsley einen Interleukin-2-Test, um die Aktivität der Th1-Zellen, die bei der Tumorbekämpfung helfen, zu bestimmen, sowie einen Interleukin-12-Test, mit dem die Aktivität von Makrophagen und dendritischen Zellen gemessen wird, zwei wichtige Waffen im Kampf gegen Krebs.

Stolz verweist Kingsley auf seine patientenbezogenen Therapieprogramme, konzipiert in mehr als 30 Jahren – wie er es nennt – ‚nutritional environmental medicine", zu Deutsch etwa ‚ernährungswissenschaftlich fundierte Umweltmedizin'. Die Ernährung ist zentraler Bestandteil seiner Behandlungsprotokolle. Darüber hinaus setzt er Verdauungsenzyme, Antioxidanzien, L. acidophilus, Coenzym Q10 und Phytopharmaka ein.

„Es gibt ein paar Dinge wie etwa BioBran, die ich heute bei praktisch jedem Krebspatienten einsetze. Meiner Ansicht nach ist BioBran ein erstaunlich gutes Produkt zur Stärkung des Immunsystems."

Der größte Teil seiner Krebspatienten hat Brustkrebs, die meisten anderen leiden an Darm- oder Lungenkrebs, einem Gehirntumor, multiplem Myelom oder Leukämie. Wie jeder andere verantwortungsbewusste Arzt zögert auch Kingsley, das Wort ‚heilen' zu benutzen. „Ich würde einfach sagen, ich habe viele Patienten mit Multipler Sklerose und Krebs und zahlreichen anderen Krankheiten, die beschwerdefrei wurden und blieben, solange ich es nur irgendwie beeinflussen konnte."

Allerdings haben nicht alle Fälle ein Happy End. „Der Zustand mancher Patienten ist sehr ernst, wenn sie zu mir kommen, und ich frage mich im Stillen, welche Chance zu helfen es noch gibt, aber sie wollen es versuchen, und so versuche ich es auch." Und er ergänzt, dass viele der Verstorbenen und ihre Angehörigen überzeugt waren, dass er ihr Leben ein ganzes Stück verlängert hat.

BioBran ist eine Waffe unter vielen, die Kingsley im Kampf gegen Krebs zieht. Er setzt sie auch gegen Infektionen, Bronchitis und zur Grippeprävention ein. Er selbst nimmt BioBran gegen verschiedene Beschwerden, einmal bei einer Nagelbettentzündung am Zeh. „Es ist erstaunlich, wie gut es wirkt. Schon nach den ersten zwei Behandlungen fing die Entzündung an, schnell zurückzugehen."

Auch im Ausland nimmt er BioBran. „Bevor ich ins Flugzeug steige, nehme ich eine Tagesration BioBran zu mir, um sicherzustellen, dass mein Immunsystem fit genug ist, Infektionen, die ich mir vielleicht unterwegs einfange, unter Kontrolle zu halten."

Prof. Dr. Dr. BEN PFEIFER

Prof. Dr. Dr. med. Ben Pfeifer sammelte Daten von 1.250 Prostatakrebspatienten, die drei Jahre lang in der Aeskulap-Klinik unweit Zürich behandelt wurden, und glaubt, überzeugende Belege zu haben, dass seine phytotherapeutische (pflanzenbasierte) Krebstherapie von großem Nutzen ist.

Er verwendet BioBran zusammen mit ProstaSol, einem Komplex aus verschiedenen Pflanzenextrakten und Curcumin.

Prof. Dr. Pfeifer erläutert: „In den letzten 15 Jahren habe ich 1.000 bis 1.500 Prostatakrebspatienten untersucht und viele von ihnen behandelt, und ich habe dabei eines gelernt: Eine Chemotherapie bei Prostatakrebs im Endstadium hat nicht allzu viel zu bieten. Aus diesem Grund befasste ich mich mit einem anderen Gebiet, der Phytotherapie.

Die heute anerkannten Therapien bei metastasiertem Prostatakarzinom sind Androgenablation (Hormontherapie), Chemotherapie oder Abwarten (Watchful Waiting). Das machte mir wenig Mut und ich versuchte, ein Phytotherapieprotokoll zu entwickeln."

BioBran ist Teil von Pfeifers Therapieansatz, besonders wegen seiner stimulierenden Wirkung auf NK-Zellen.

„Mit Blick auf BioBran wollte ich wissen, ob es wichtig ist, dass die Zahl der NK-Zellen bei Krebspatienten steigt." Bei Lungenkrebs zeigte sich eine um 20 Prozent verringerte NK-Zell-Aktivität, bei Dickdarmkrebs war sie um 30 Prozent gesenkt, bei Brustkrebs um rund 45 Prozent und bei Prostatakrebs um ca. 25 Prozent.

Er fand die Zahlen so aussagekräftig, dass er eine Erforschung der Frage, ob BioBran die NK-Zell-Aktivität seiner Patienten wirksam erhöhte, für lohnenswert hielt. Er verabreichte 15 Patienten, deren Prostatakrebs sich bereits ausgebreitet hatte, sechs Wochen lang 2 g BioBran pro Tag. Mit einer Ausnahme zeigten alle eine Zunahme der NK-Zell-Aktivität von ca. 90 auf über 200 Prozent. Bei 70 Prozent der Patienten, die sich der an seiner Klinik angebotenen Behandlung unterziehen, ist eine Besserung des Gesamtzustands festzustellen. Bei 65 Prozent seiner Patienten kommt es erwartungsgemäß zu einem Absinken des PSA-Wertes (PSA = prostataspezifisches Antigen) um 50 Prozent. Und in 70 Prozent der Fälle, in denen die Tumoren Schmerzen verursachten, ließen diese nach der Therapie nach.

DR. JULIAN KENYON

Dr. Julian Kenyon ist ständig auf der Suche nach Wegen, die zellvermittelte Immunität wirksamer anzuregen. In seine praktische Arbeit an der Dove Clinic for Integrated Medicine in der Nähe von Winchester, Hampshire, sowie unweit von London integriert er eine Vielzahl von Therapien wie Akupunktur, hoch dosiertes Vitamin C und medizinische Pilze.

Dr. Kenyon, Gründer und Vorsitzender der British Society of Integrated Medicine, praktizierte in China und blickt auf mehr als 25 Jahre Berufserfahrung zurück.

Er entschied sich, BioBran in seinen Medikamentenschrank aufzunehmen, da es wie alle medizinischen Pilze Proteoglykane zur Stimulierung des Immunsystems einsetzt.

„Eine Proteoglykan-Präparation ist ein Eiweiß, an dem ein Monosaccharid befestigt ist, etwa Xylose, Mannose oder Arabinose. Es gibt eine ganze Reihe von Monosacchariden", erläutert Dr. Kenyon.

„Diese Präparationen weisen interessante Wege in die Zelle. Proteine sitzen in der Zellmembran, während Zucker wie Antennen oben drauf stecken. Grundsätzlich habe ich den Eindruck, dass BioBran die Matrix Zelle für Zelle knüpft. Sie ist die Substanz, in der die Zellen ruhen;

sie müssen miteinander verbunden sein, und ich denke, dass Proteoglykan-Präparationen oder Glykoproteine – es gibt verschiedene Bezeichnungen dafür – der Schlüssel zur Entstehung der Zellmatrix sind.“ Dr. Kenyon räumt ein, dass diese Theorie nicht vollständig bewiesen, doch seinem Empfinden nach realistisch sei.

Er ist überzeugt, dass modifizierte Reiskleie, die Grundlage von BioBran, dafür sorgt, dass das BioBran leichter in den Verdauungstrakt und das Blut resorbiert wird. Seine Fähigkeit, die zellvermittelte Immunantwort zu verstärken, macht diesen Nahrungszusatz zu einer wirksamen Waffe gegen Krankheiten wie Krebs.

„Die zellvermittelte Immunantwort ist eine wirksame antivirale und antibakterielle Schutzmaßnahme und eine wirkungsvolle Krebsabwehr. Diese Form der Immunantwort ist es, die weltweit schwächer wird, wahrscheinlich, weil Schadstoffe das Immunsystem des Menschen dazu bringen, Antikörper im Übermaß zu produzieren.

Generell weisen mehr als 80 Prozent unserer Krebspatienten eine deutliche Th2-Immunantwort auf (humorale Antwort und Produktion von Antikörpern). Das ist ein großer Schritt weg von einer zellvermittelten Immunität (Th1-Immunantwort), und eigentlich würde man einen Anstieg der Inzidenz von Krebserkrankungen erwarten.

Einige Studien zeigen jedoch: Wenn Sie einen Krebspatienten mit Chemo- und Strahlentherapie behandeln und sein/ihr Immunsystem zur Hölle schicken und anschließend seine/ihre zellvermittelte Immunität wiederherstellen, hat er/sie ein um 50 Prozent geringeres Risiko, ein Rezidiv zu entwickeln.“ Zur Stimulierung des Immunsystems verwendete Dr. Kenyon in seinen Studien hauptsächlich medizinische Pilze.

Das Fazit von Dr. Kenyon: „Biobran ist mühelos einzunehmen, ungefährlich und nebenwirkungsfrei. Es kann in sehr großen Mengen und zur Behandlung ernster Erkrankungen genommen werden.
Wenn Ihre zellvermittelte Immunität geschwächt wäre, würde ich Ihnen vernünftigerweise BioBran geben. Es gibt kein konventionelles Arzneimittel mit seinen Wirkungen und einem vergleichbaren Wirkungsgrad.“

PROFESSOR SERGE JURASUNAS

Professor Serge Jurasunas ist seit mehr als 35 Jahren als Heilpraktiker tätig. Seit über 20 Jahren behandelt er in seiner Lissaboner Klinik Holiterapias Institute Krebspatienten mit den verschiedensten Präparaten und Protokollen.

Da seine Behandlungsmethoden bereits erfolgreich waren, dauerte es eine Weile, bis er sich ernsthaft mit BioBran und seinen Vorteilen auseinandersetzte. Erst seine Erfahrungen mit der Behandlung von Prostatakrebspatienten weckten sein Interesse.

„Ich gab einem Patienten BioBran, woraufhin sein PSA-Wert sank“, (PSA = prostataspezifisches Antigen). „Als ich ihm ein anderes Präparat verordnete, stieg der Wert wieder an.“ Dieses Erlebnis veranlasste ihn, sich näher mit BioBran zu befassen, und heute urteilt er: „Ich stellte fest, dass BioBran oft die beste Lösung ist, nicht nur bei Prostata-, sondern auch bei Lungenkrebs. Ebenso erzielte ich bei Brustkrebs gute Ergebnisse.

Meiner Erfahrung nach stimuliert BioBran das Immunsystem stärker als alle andere Präparate. Die Menschen spüren den Unterschied. Sie fühlen sich einfach besser.“

Dr. Jurasunas verwendet BioBran zusammen mit selbst entwickelten Produkten wie Anoxe, das verschiedenste Antioxidanzien und „gegen viele Krebsarten wirksame Nahrungsfaktoren“ enthält. Er legt großen Wert auf Diagnosetechniken wie Irisdiagnose und hochauflösende Phasenkontrastmikroskopie. Als Heilpraktiker betont er die Bedeutung entgiftender Maßnahmen zum Ausgleich gastro-intestinaler Störungen und als Voraussetzung für eine erfolgreiche Krebstherapie.

DR. ROGER LICHY

Diejenigen, die nüchterne Statistiken bevorzugen, mögen die Behandlungstechniken von Dr. Roger Lichy, Meditation, Visualisierung und Psychotherapie, und ihre Ergebnisse grundsätzlich fragwürdig finden. Doch trotz des Mangels an harten, wissenschaftlich belegbaren Fakten lohnt es sich, von seinen Erfahrungen mit BioBran zu erzählen.

„Erfolg messe ich nicht mit Blick auf Leben und Tod“, so Lichy. „Mein Maßstab ist, wie wohl sich der Patient mit sich selbst fühlt, wie gut die ergriffenen Maßnahmen ihm helfen, mit seinen Symptomen zurechtzukommen.

Daher sage ich ihm: ‚Was ich Sie lehre wird, sofern Sie leben, Ihre Lebensqualität verbessern. Und wenn Sie sterben, wird es Ihren Tod angenehmer machen. Es wird Sie achtsamer und bewusster machen, dem näher bringen was Sie brauchen, um sich zu rüsten'.“

Der frühere Allgemeinarzt Dr. Lichy erkrankte, von seiner Tätigkeit für das staatliche Gesundheitswesen ausgelaugt, schwer an Lungenentzündung, was seine Gesundheit zusätzlich auf schmerzhafte Weise beeinträchtigte. Seine Erkrankung raubte ihm fast seine ganze Kraft, mindestens jedoch seinen Glauben an die Schulmedizin.

Lichy gab seine Arbeit auf, änderte seine Lebensweise und erholte sich ganz allmählich. Eine ehemalige Oberschwester seines Krankenhauses und Naturheilkundige suchte Kontakt zu ihm, und er begann, sich für Komplementärmedizin zu interessieren. Er ließ sich zum Homöopathen ausbilden und wurde Fachmann für weitere ergänzende Disziplinen. Später wurde er Oberarzt am renommierten Bristol Cancer Help Centre, wo er noch immer als einer von zwei leitenden Medizinern tätig ist.

Wie viele Komplementärmediziner räumt er ein, dass er für viele Menschen, denen die Schulmediziner nicht mehr helfen können, die letzte Rettung ist.

„Die meisten derjenigen, die mich aufsuchen, treten in das letzte Stadium der Krankheit ein oder haben zahlreiche Metastasen. Ich lehre sie die Techniken der Meditation und Visualisierung und homöopathische Verfahren. Bisweilen dauert es Wochen, manchmal ein oder zwei Monate, bis man richtig meditieren kann. Da wir nicht alles auf einmal schaffen, kann es zwei, drei, ja vier Wochen dauern, bis die erste Visualisierungssitzung stattfindet. Dort lernt der Patient, Verbindung zu den eigenen Gefühlen aufzunehmen.

BioBran ist ein schneller Weg, das Immunsystem der Patienten wieder auf die Füße zu stellen. Hierzu benutzen wir eine Art Fahrplan. Angenommen, die Aktivität Ihrer natürlichen Killerzellen beträgt bei der Geburt 100. Die Kindheit birgt viele Traumen, Schikanen in der Schule, die erste unglückliche Liebe. Jede Verletzung, auch eine Scheidung, der Job, Arbeitslosigkeit, schwächt das Immunsystem.

Ist sein Wirkungsgrad auf unter 30 Prozent gesunken, fangen wir an, Krebs zu entwickeln. Die NK-Zell-

Aktivität eines Krebspatienten liegt also bei 30 Prozent oder darunter. Der Wert eines Gesunden beträgt etwa 60–70 Prozent." Natürlich stellt die Schulmedizin solche Behauptungen infrage.

Nachdem ein Ärztegremium am Bristol Cancer Help Centre anhand von Forschungsergebnissen überzeugt werden konnte, ist BioBran heute als begründeter Bestandteil seiner Therapieschemata anerkannt. Da es erst kürzlich eingeführt wurde, liegen noch keine Daten über seine Wirksamkeit vor. Das Zentrum ist keine Klinik. Rechtlich gesehen handelt es sich um eine Bildungseinrichtung. Daher sind sämtliche Therapien Angebote, deren Verlauf der Patient selbst bestimmt.

FALLSTUDIEN

Blasenkrebs

Dr. JK war 49 Jahre alt, als er im Dezember 1993 die Diagnose Blasenkrebs erhielt. Damals lebte er in Salzburg, Österreich, und war Doktor der Rechtswissenschaften, im Vorstand eines europäischen multinationalen Konzerns und Raucher.

Der Tumor wurde im mäßig fortgeschrittenen Stadium entdeckt. Anzeichen erster Metastasen fanden sich in den Lymphknoten, und er war ziemlich aggressiv. Man informierte JK, dass er noch drei bis fünf Monate zu leben habe.

Dem Rat seiner Ärzte folgend, unterzog er sich dem kompletten Behandlungsprogramm. „Schneiden Sie alles raus!", verlangte er. Im darauf folgenden Februar wurden Prostata und Harnröhre entfernt, und er erhielt eine künstliche Blase. Im selben Monat begann er die klassische vierstufige Chemotherapie, die bis August des Jahres dauerte.

„Die Chemotherapie im Anschluss war der Hammer. Die vierte Chemo vertrug ich nicht. Ich dachte, sie würde mich umbringen, statt mich zu heilen. Ich hatte keine Kraft mehr."

Von BioBran erfuhr er durch seine Sekretärin in Tokio, die über Freunde davon wusste, und er entschloss sich, es zu versuchen. Eigentlich war er ergänzender Medizin gegenüber skeptisch, aber er dachte sich, dass alles einen Versuch wert sei. Nach Abschluss seiner Chemotherapie begann er mit der Einnahme von täglich drei bis vier Tabletten BioBran.

„Ich stellte mein bisheriges Leben total um, irre Arbeitszeiten zum Beispiel und jede Menge privater Termine, die – neben vielen anderen Dingen – lange Zeit für meinen Geist und meinen Körper zu viel gewesen waren. Jedem mit ähnlichen Beschwerden kann ich nur empfehlen, seine Lebensweise energetisch so zu verändern, dass er die Chance bekommt zu leben. Dem Tod so nah zu sein ist eine gute Gelegenheit, sich mit ihm vertraut zu machen, ihn nicht mehr als Feind zu betrachten, sondern als jemanden, der seine Arbeit macht." JK brauchte mehr als drei Jahre, um seine physische und mentale Kraft zurückzugewinnen, und weitere drei Jahre, bis er daran glaubte, dass er seine Krankheit besiegen konnte. Er weiß nicht, ob BioBran oder die konventionelle Behandlung das geschafft haben, aber heute, fast zehn Jahre nach der ersten Diagnose, sagt er: „Der Krebs ist verschwunden. Für gewöhnlich sagt man 5–6 Jahre nach einer Therapie ohne Rückfall, dass jemand tumorfrei ist. Mir hat niemand gesagt, dass ich in Remission sei. Ich lebe und es geht mir prächtig."

Was die Ursachen seines Tumors betrifft, so ist er sicher, dass Stress am Arbeitsplatz eine Rolle gespielt hat wie auch Familie und soziale Verpflichtungen. Er nimmt immer noch eine Tablette BioBran pro Tag und sagt: „Mein Leben ist jetzt reicher und bedeutsamer."

Nasopharyngealkarzinom

Dr. Teiichiro Fukushima*, Leiter des Fachbereichs Geburtshilfe und Gynäkologie, Charles R. Drew University of Medicine and Science, Los Angeles.

Während er durch das Krankenhaus eilte, in dem er seit 20 Jahren unter anderem als Leiter der Abteilung für Geburtshilfe und Gynäkologie tätig war, sorgte sich Dr. Teiichiro Fukushima um seine eigene Gesundheit. Seine Verstopfung und rektalen Blutungen schienen zunächst auf eine Hämorrhoide hinzuweisen. Als die Blutungen jedoch zunahmen, war er ernsthaft besorgt. Eine im April 1999 durchgeführte Biopsie ergab, dass er an Dickdarmkrebs erkrankt war. Weitere Untersuchungen zeigten, dass auch die Leber befallen war.

Kollegen überwiesen ihn an die University of Southern California in Los Angeles, wo zwei Chirurgenteams ihn im Wechsel operieren sollten. Zunächst wurde ein Teil des Kolons entfernt. Während er noch in der Narkose lag, machte sich das zweite Team daran, die Leber zu operieren. Als man ihn öffnete, fand man jedoch tausende winziger Tumoren.

„Es machte keinen Sinn, einen Teil herauszuschneiden und tausende drinnen zu lassen, also brach man die Operation an dieser Stelle ab", berichtet Dr. Fukushima leise. „Die Aussichten waren erbärmlich. Man eröffnete mir, dass ich noch sechs Monate, maximal ein Jahr hätte." Er war 57 Jahre alt.

Es war ein äußerst aggressiver Krebs, und er wusste, dass eine Lebertransplantation sinnlos war: Wahrscheinlich

* Name ausnahmsweise und mit Rücksicht auf den Patienten geändert.

hatte sich der Tumor schon über die Leber hinaus ausgebreitet. Um jedoch das Leben zu verbessern, das ihm noch blieb, riet man ihm vier Wochen nach dem Eingriff, eine Chemotherapie mit 5-FU zu beginnen, die als Dauerinfusion verabreicht wird.

Rund sechs Wochen nach der Kolektomie kehrte Dr. Fukushima an seinen Arbeitsplatz in der Charles R. Drew University of Medicine and Science zurück und führte sein Leben fort, so gut er konnte. Dort suchte ihn sein Immunologie-Kollege Dr. Mamdooh Ghoneum auf und riet ihm, BioBran zu versuchen. Im Juli 1999 begann Fukushima, täglich 3 g BioBran zu nehmen.

Zu dieser Zeit war seine NK-Zell-Aktivität mit 15 Prozent sehr schwach. Drei Wochen später war sie bereits auf 35 Prozent gestiegen. Alle zwei bis drei Monate ließ er die Läsionen per Computertomographie kontrollieren. Zwar sind sehr kleine Läsionen auf CT-Aufnahmen nicht zu erkennen, die mit 1,1 cm größte jedoch schrumpfte und war nach einem Jahr verschwunden.

CT-Aufnahmen haben allerdings ihre Grenzen, und eine genauere Positronen-Emissions-Tomographie ergab, dass die Leber noch nicht frei von Tumoren war. Er führte die Chemotherapie einen weiteren Monat fort. Die nächste PET-Aufnahme war negativ. „Also hatten wir den objektiven Beweis, dass der Krebs zurückging. Damals hielten mich alle für ein Wunder, da die drei oder vier Leute mit ähnlich schlechter Prognose, die die Chemotherapie etwa zur gleichen Zeit begonnen hatten, innerhalb eines Jahres gestorben waren."

Also hat es die Chemotherapie gebracht? „Die Anhänger der Chemotherapie denken das. Mein Pfarrer denkt, seine Gebete waren es. Und ich glaube, es war von allem etwas.

Als Wissenschaftler bin ich der Überzeugung, dass die natürlichen Killerzellen die einzige Chance sind, Krebs von innen zu heilen. Es gibt Berichte über das wundersame Verschwinden großer, unheilbarer Tumoren. So etwas kann nur von innen her passieren, wenn der Körper die Sache mit dem Krebs selbst in die Hand nimmt. Und dazu bedient er sich der natürlichen Killerzellen. Von daher zweifle ich nicht daran, dass BioBran meine Killerzellen gestärkt hat, die dann den Tumor für mich bekämpften."

Dr. Fukushima nahm noch drei Monate lang die hohe Dosis von täglich 3 g BioBran, bevor er auf 2 g pro Tag reduzierte. Im Juni 2002 bemerkte er dann an der rechten Halsseite einen geschwollenen Lymphknoten. „Er war bereits aus einiger Entfernung sichtbar."

Eine Biopsie bestätigte den Verdacht auf Krebs. Eine Koloskopie ergab, dass der ursprüngliche Dickdarmkrebs nicht zurückgekehrt war, und ein Ganzkörperscan war negativ. Schließlich entdeckte man ein seltenes Nasopharyngealkarzinom. Der aggressiveTumor von der Größe einer Olive saß hinter der Nase. Trotz der räumlichen Nähe fand man keinen Hinweis auf Metastasen im Gehirn.

Von August 2002 bis Februar 2003 unterzog sich Dr. Fukushima einer geradezu ‚brutalen' Bestrahlung von fünf Sitzungen pro Woche und alle drei Wochen einer starken Chemotherapie. Er verlor mehr als 11 Kilogramm. Zwischenzeitlich hatte er seine Tagesdosis BioBran auf 3 g pro Tag gesteigert. Nach der ersten Strahlenbehandlung und einer Chemotherapie wurde Dr. Fukushimas Lymphknoten vom Radiologen kontrolliert. Der sagte: „Schau an, er schrumpft bereits. Das kann nicht von der Bestrahlung kommen, die braucht Wochen. Das ist ein gutes Zeichen. Es bedeutet, dass der Tumor sehr empfindlich auf alles reagiert, was wir mit ihm machen.“ Dr. Fukushima beendete die Bestrahlung und die Chemotherapie. Bei zwei anschließenden Untersuchungen konnte kein Tumor gefunden werden.

„Viele Leute fragen: ‚Wenn das, was Sie da nehmen, wirklich so gut ist, wie konnte sich dann ein zweiter Tumor entwickeln?‘ Ich weiß nicht, wie lange er schon da war, denn er wuchs sehr langsam. Ich war lange Zeit kurzatmig und müde.“ Da die Auslöser für Krebs uns immer noch Rätsel aufgeben, lässt sich nicht abschätzen, welchen Unterschied eine regelmäßige hohe Dosis BioBran gemacht hätte.

„Nur wenige Menschen können von sich behaupten, zwei schwere Krebserkrankungen überlebt zu haben – einen fortgeschrittenen Dickdarmtumor und ein vollständig differenziertes, sehr aggressives Stadium-III-Nasopharyngealkarzinom. Beide Tumoren sind vollständig ausgeheilt. Ich gehöre zu den fünf Prozent der Patienten mit Krebs im Stadium IV, die fünf Jahre überlebt haben.“

Kehlkopfkrebs

Im Februar 2003 wurde bei dem Tschechen HK ein Larynxkarzinom diagnostiziert. HK war 47 Jahre alt, hatte Schluckbeschwerden und war oft sehr müde. Sein Arzt erklärte ihm, dass er unverzüglich mit einer Chemo- und Strahlentherapie beginnen müsse und welche Nebenwirkungen mit dieser belastenden Behandlung verbunden sein können.

„Ich wusste, dass ich mein Immunsystem stärken musste, um meine Heilungschancen zu verbessern. Darum informierte ich mich in Apotheken und im Internet über Mittel und Wege, die mir in dieser schwierigen Zeit zusätzliche Unterstützung boten. So entdeckte ich BioBran, das auf mich überzeugend wirkte. Sofort begann ich mit der Einnahme von 1.000 mg pro Tag und änderte die Dosis während der gesamten Behandlung nicht. Meinen Arzt informierte ich nicht über meine Entscheidung, BioBran zu nehmen, da viele Ärzte Nahrungszusätze nicht befürworten." (BioBran war das einzige Mittel, mit dem HK in dieser Zeit seine normale Kost ergänzte.)

Obwohl sich HK ambulant einer starken Chemo- und Strahlentherapie unterziehen musste, hatte er keine Probleme mit Gewichtsverlust, Schmerzen oder Erschöpfungszuständen. Das ist ungewöhnlich. Sein Optimismus war ungebrochen, und er erfreute sich trotz der Schluckbeschwerden eines gesunden Appetits. „Ich schaffte es, trotz der radikalen Behandlung – einmal täglich Chemotherapie und wöchentlich hoch dosierte Chemo- und Strahlentherapie – selbst ins Krankenhaus und im Anschluss zur Arbeit zu fahren. Ich war in gutem körperlichen Zustand und hatte keine weiteren Probleme." Während der Behandlung bemühte sich HK, sein Stresslevel niedrig zu halten, was nicht ganz einfach war, da er seine Arbeit nicht unterbrechen wollte. „Ich entspannte mich häufiger als sonst", gab er zu. „Besonders wichtig war mir meine seelische Verfassung. Da sich jedoch keine Nebenwirkungen einstellten, fühlte ich mich gut. Ich ernährte mich gesünder und trank keinen Alkohol mehr."

Im Juli 2003 beendete HK seine fünfmonatige Chemotherapie. Anschließend entfernte man chirurgisch, was von dem Tumor noch übrig war. Heute geht es ihm gut, allerdings nimmt er weiterhin 500 mg BioBran pro Tag zu sich, um sein Immunsystem bei Kräften zu halten. „Ich weiß nicht, wie BioBran mir geholfen hat, aber es ging mir einwandfrei während der Behandlung und ich habe überlebt. Es überraschte mich, welche Wirkung dieses Präparat hatte, und ich bin überzeugt, dass die Kombination aus Standardbehandlung und BioBran mir geholfen hat, den Krebs zu besiegen und dabei meine Lebensqualität zu wahren.“

Magenkrebs

Als die Ärzte in Hokkaido, Japan, den Magen der 53-jährigen Frau geöffnet hatten, um Magentumoren zu entfernen, brachen sie den Eingriff ab und schlossen die Wunde wieder. Der Tumor hatte sich bereits so stark ausgebreitet, dass sie meinten, nichts mehr tun zu können.

Drei Monate gab man der Frau noch und schickte sie zum Sterben nach Hause. Ihre Familie lehnte eine Chemotherapie ab, da man sie für wirkungslos hielt.

Bis zur Diagnose im März 1996 hatte die Frau ein Jahr lang an Magenschmerzen gelitten. Obwohl sie geahnt haben mag, was die Ursache war, verheimlichte die Familie ihr, dass sie Krebs hatte. Ihre Tochter sah mit an, wie sie langsam verfiel. Zu diesem Zeitpunkt hörte die Tochter zum ersten Mal von BioBran, und ihre Mutter begann, täglich 3 g davon zu nehmen.

„Sie aß schlecht, trotzdem ging es ihr innerhalb von einer Woche besser. Ihr Appetit kehrte langsam zurück, und an guten Tagen konnte sie schon wieder im Haus umhergehen“, freute sich die Tochter.

Sechs Monate später, nach einer Reihe regelmäßiger Krankenhaustermine und Röntgenaufnahmen, bat man die Tochter zum Gespräch und um ihre Zustimmung zu einer zweiten Operation.

„Der Arzt zeigte mir zwei Röntgenbilder. Eins stammte von ihrer ersten Untersuchung, das andere war bei einem der letzten Termine gemacht worden. Die Veränderungen waren unübersehbar und die meisten Schatten verschwunden.“

Im September 1996 wurde die Frau ein zweites Mal operiert, und man entfernte die in ihrem Magen noch verbliebenen Tumoren. „Die Ärzte waren überrascht, nur noch wenige Tumoren vorzufinden. Ihr Arzt erklärte mir, er habe einen solchen Fall noch nicht gehabt. Für uns ist ein Wunder geschehen. Meine Mutter ist wieder gesund und kann ein normales Leben führen."

* * *

Als man im März 1997 im Magen einer 62-jährigen Japanerin gutartige Wucherungen entdeckte, verweigerte die Frau jede Therapie. Im Januar 1999 begann sie Blut zu erbrechen und wurde umgehend stationär aufgenommen. Die empfohlene operative Entfernung des mittlerweile bösartigen Tumors lehnte sie jedoch ab.

Eine zwei Monate später durchgeführte Untersuchung ergab, dass der Tumor nun als aggressiv einzustufen war. Wieder lehnte die Patientin eine konventionelle Therapie ab und suchte eine ganzheitliche Klinik auf, in der sie im Rahmen einer Behandlung mit Teilfasten und einem pflanzlichen Enzymzusatz zur Verbesserung ihrer Blutwerte täglich 4 g BioBran erhielt.

Zwei Wochen nach der ersten Einnahme von BioBran berichtete sie von nachlassenden Schmerzen und wachsendem Appetit. Einen Monat darauf hatte sie vier Kilogramm zugenommen.

Bei einer etwa zur gleichen Zeit durchgeführten Untersuchung deutete nichts auf maligne Tumoren hin. Zwei Monate später, im Juli 1999, zeigte sich, dass die Wucherungen im Magen gutartig waren.

Magenkarzinom

Abgesehen davon, dass er mit Anfang 50 Diabetes bekommen hatte, erfreute sich SN guter Gesundheit. Im Jahr 2001 jedoch und im ersten Halbjahr 2002 begann er, sich schlecht zu fühlen. Im Mai 2002 bemerkte er erstmals Blut im Stuhl, war jedoch nicht bereit zuzugeben, dass etwas nicht stimmte. Vor seiner Familie und dem Arzt verbarg er die Symptome.

Auf einer Geschäftsreise in Singapur suchte er wegen Magenbeschwerden das National University Hospital auf. Er litt unter anhaltender Übelkeit, Erbrechen, gelegentlichem Durchfall und Blut im Stuhl. Im August 2002 erhielt er, im Alter von 57 Jahren, die Diagnose Magenkrebs – ein mäßig großer, ulzerierter Tumor in der Speiseröhre.

Er durchlief eine dreimonatige Chemotherapie, die allerdings nicht sehr erfolgreich war, und sein Zustand verschlechterte sich.

Wieder zu Hause in Ras Al Khaimah, Vereinigte Arabische Emirate, sah er eine Anzeige für BioBran, das dort als Lentin Plus im Handel ist. Er hatte sich von jeher für ergänzende Medizin interessiert und regelmäßig Gelée Royale, Gerstenextrakt und andere pflanzliche Präparate verzehrt.

Im Dezember 2002 begann er täglich 3 g BioBran zu nehmen. Gleichzeitig stellte er gemäß den Empfehlungen seines Arztes Dr. Rafe'h Bechir seine Ernährung um. Er aß keine Fleisch- und Milchprodukte mehr, statt dessen gegartes Gemüse und frische Früchte und Salate der Saison, und trank viel reines Wasser. Außerdem vermied er Stress.

Einen Monat nach der ersten Einnahme von BioBran berichtete er, dass seine Probleme zurückgingen.

Durchfall, Erbrechen und Blutarmut besserten sich. Auch sein Sodbrennen und die Übersäuerung gingen zurück, und es war kein Blut mehr im Stuhl. Sein Appetit normalisierte sich in dem Maße, wie seine Verdauung besser wurde. Auch der durch die Chemotherapie verursachte Haarausfall ließ allmählich nach, und seine weißen Blutkörperchen und sein Hämoglobin erholten sich.

Obwohl er BioBran anfangs nicht vertraut hatte, war er nach einem Monat zuversichtlich, dass er gesunden würde. Heute ist er der Überzeugung, dass BioBran zu „100 Prozent" für seine Genesung verantwortlich ist.

Leukämie

Nach einem langen, aktiven Leben voller Gesundheit und ohne ernste Erkrankungen erfuhr die 72 Jahre alte EC von ihrem Onkologen, dass sie nur noch ein Jahr zu leben habe.

Im Juli 2001 hatte sie ihren Hausarzt wegen Geschwüren in der Mundschleimhaut aufgesucht, die einfach nicht abheilten. EC, die ihr Leben in einem Dorf nahe Pontefract, West Yorkshire, im Norden von England verbracht hatte, wurde in das Allgemeinkrankenhaus von Pontefract überwiesen. Im November des Jahres lag endlich die Diagnose vor: akute myeloische Leukämie.

„Der Onkologe erklärte ihr, sie werde Weihnachten 2001 nicht mehr erleben", erzählt ihre Tochter JT. „Man riet ihr, umgehend eine Chemotherapie zu beginnen, und bereitete sie darauf vor, dass sie zwei Monate krank in der Klinik liegen würde. Doch selbst mit einer Chemotherapie machte man ihr keine Hoffnung auf eine höhere Lebenserwartung. Mit diesen Fakten konfrontiert, fand sie sich mit ihrem Tod ab: „Zehn oder zwölf Monate – das reicht gerade, um mein Haus aufzuräumen."

Wütend über die lausige Prognose und das, was sie als gefühlloses System erlebte, und besorgt, weil ihre Mutter sich aufgegeben hatte, machte sich JT auf die Suche nach Behandlungsalternativen. Vier oder fünf Tage lang recherchierte sie intensiv im Internet und besuchte das Bristol Cancer Help Centre, bevor ihre Mutter sie in Somerset besuchen wollte.

„Als sie schließlich hier war, war ich überzeugt davon, dass Chemotherapie der falsche Weg war. Da ihre Blutwerte so schlecht waren, hätte eine Chemotherapie ihr Immunsystem endgültig zerstört, und sie wäre wahrscheinlich im Krankenhaus an Lungenentzündung gestorben."

JT stellte ihre eigene intensive Entgiftungsdiät zusammen: Fleisch und Milchprodukte waren tabu, dafür gab es biodynamisches Obst und Gemüse plus Mineralstoffe und Nahrungszusätze. „Ich dachte mir, je weniger Gift ihr Immunsystem verarbeiten müsste, um so mehr könnte es sich mit dem befassen, was sie wirklich bedrohte."

Anderthalb bis zwei Jahre lang wirkte die intensive Entgiftungsdiät gut, und EGs Werte stabilisierten sich. Ihr Onkologe war überrascht und riet ihr, diesen Weg weiterzugehen. Kontrolltermine fanden jetzt statt alle drei Wochen nur noch jeden zweiten Monat statt.

Im November 2002 begann die Zahl ihrer weißen Blutkörperchen langsam zu sinken, und fiel weiter bis Januar 2003. Im Internet las JT, dass BioBran Leukämiekranken helfen könne, und im Februar 2003 startete ihre Mutter mit einer Dosis von 3 g. Sechs bis acht Wochen später hatten sich ECs Werte umgekehrt und stiegen wieder.

„Ich entschied mich für BioBran, da es mir das Ergebnis vieler fundierter Untersuchungen zu sein schien", so JT.

„Die Zahl ihrer Blutplättchen und Leukozyten (CD4+-Zellen) stieg erneut. Das Hämoglobin schwankte, das ging ständig rauf und runter. Mehr Gedanken machte ich mir aber um das weiße Blutbild. Wenn man die Leukozytenzahl dazu bekam zu steigen, hielt man die Krebszellen in Schach. Daher konzentrierte ich mich darauf.

Wir merkten, dass es anfing, Wirkung zu zeigen, also machten wir weiter. Die Ärzte wollten sie wieder erst nach sechs Wochen statt schon nach drei Wochen sehen. Ich denke, wenn wir nicht etwas gefunden hätten, von dem wir wussten, dass es den Krebs auf eine bestimmte Weise tatsächlich bekämpfte und die NK-Zellen stärkte, dann, ja, dann wäre es wahrscheinlich mit ihr bergab gegangen. Als wir im Februar mit BioBran anfingen und sich ihre Werte nochmals dramatisch verbesserten, war sie wieder voller Hoffnung."

Follikuläres Non-Hodgkin-Lymphom

JL war 39 Jahre alt und lebte in Rijeka, Kroatien. Im März 2005 wurde bei ihr ein follikuläres Non-Hodgkin-Lymphom Stadium IIIa diagnostiziert, im Monat darauf begann sie eine ambulante Chemotherapie. Vor Beginn der Chemotherapie hatte JL nach Wegen gesucht, ihr Immunsystem zu stärken, und war dabei auf BioBran gestoßen. Sie begann sofort 3 g pro Tag zu nehmen, eine hohe ‚Initialdosis', die sie die ersten zwei Monate ihrer Behandlung beibehielt. Außerdem fing sie an, sich makrobiotisch zu ernähren.

Dank dieser ergänzenden Maßnahmen waren ihre Lebensqualität und ihr Energieniveau während der Chemotherapie kaum beeinträchtigt. Zwar hatte ihr Arzt ihr die Nebenwirkungen einer Chemotherapie erläutert, doch war JL angenehm überrascht, als sie weit weniger litt als befürchtet. Das heißt nicht, dass die Chemotherapie nicht anstrengend war, doch ihre Ernährung und BioBran machten sie erträglicher. „Mein Arzt war froh, denn so konnte ich die Chemotherapie lange genug fortsetzen."

JK führt ihre Chemotherapie weiter und nimmt BioBran mittlerweile nur noch als Erhaltungsdosis von 1 g pro Tag. Sie ist davon überzeugt, dass BioBran und die makrobiotische Ernährung ihr helfen, alle weiteren Chemotherapien durchzuhalten und sich zwischen den Klinikaufenthalten schneller zu erholen.

Ovarialkarzinom

Bei einer 53-Jährigen wurden im Februar 1993 in beiden Eierstöcken aggressive Tumoren entdeckt. Dem chirurgischen Eingriff folgte die Chemotherapie. Gleichzeitig begann sie, täglich 3 g BioBran zu nehmen.

Ihr Zustand normalisierte sich, und ihre NK-Zell-Aktivität steigerte sich signifikant nur drei Wochen, nachdem sie mit der Chemotherapie und BioBran begonnen hatte. Die Werte besserten sich stetig, und nach insgesamt viereinhalb Monaten lag ihre NK-Zell-Aktivität um 72,6 Prozent über der Norm.

* * *

Im März 2005 erfuhr JF, eine 43-jährige tschechische Bibliothekarin, dass sie an einem Ovarialkarzinom erkrankt sei, nachdem sie eine Geschwulst in der Leistengegend entdeckt hatte. Unglücklicherweise war der Tumor bereits weit fortgeschritten, und die Prognose war schlecht.

Einige Monate nach Diagnosestellung ging JF in die Klinik, um den Tumor operativ entfernen zu lassen. Dem Eingriff folgte die ambulante Chemotherapie.

Unmittelbar nach der Operation und vor Beginn der Chemotherapie begann JF, täglich 1.000 mg BioBran zu nehmen – die Empfehlung eines Freundes. Sie verwendete keine weiteren Nahrungszusätze in dieser Zeit, achtete jedoch auf eine gesunde Ernährung. Nach der Operation hatte sie weniger Schmerzen und mehr Appetit als andere Patienten, die Ähnliches durchmachten, ihr Immunsystem aber nicht stimuliert hatten. Dazu JF: „Biobran half mir, die schlimmste Zeit meines Lebens zu bewältigen." Während der anschließenden Chemotherapien, die die meisten Patienten als quälend empfinden, befand sie sich in bemerkenswert guter körperlicher und seelischer Verfassung. Eine Ausnahme waren der emotional belastende Verlust ihrer Haare und eine Gewichtsabnahme, die mit 8 Kilogramm jedoch niedriger als bei den meisten anderen ausfiel. „Als ich anfing, BioBran zu nehmen, war ich überzeugt, dass ich genesen würde. BioBran wirkt sich sehr positiv auf die Psyche aus!"

JF informierte ihren Arzt, dass sie BioBran einnahm, jedoch kommentierte er ihre Entscheidung nicht, da er sich als Schulmediziner von ergänzenden Therapien nichts verspricht. Trotzdem konnte er beobachten, dass ihre Tumormarker von 1980 bei Behandlungsbeginn auf 78 nach der Hälfte der Zeit sanken (die Therapie dauert noch an, daher ist eine abschließende Beurteilung nicht möglich).

JF nimmt weiterhin 1.000 mg BioBran pro Tag, um ihren Genesungsprozess zu fördern. „Ich bin sicher, dass ich mich dank BioBran so gut fühle und meine Krankheit viel besser bewältigen kann. Meine Behandlung und mein Kampf gehen weiter, doch dank dieses Nahrungszusatzes fühle ich mich stärker. Der Krebs hat mich aus heiterem Himmel getroffen, doch ich habe mich ihm erhobenen Hauptes gestellt. Ich bin jetzt seit sechs Monaten krank geschrieben, trotzdem bin ich entschlossen, meine Arbeit so bald wie möglich wieder aufzunehmen."

Dickdarmkrebs mit Lebermetastasen

Als der Dickdarmkrebs trotz dreier Operationen und zwei Jahren chemotherapeutischer Behandlungen metastasierte, ließ der Arzt seinen Patienten wissen, er sei am Ende seiner Weisheit. Der 67-Jährige hatte sich im Januar 1996 einem ersten Eingriff im Krankenhaus in Shizuoka, Japan, unterzogen.

Trotz Chemotherapie gab es Hinweise, dass der Krebs sich ausbreitete, und im November 1996 fand man Tumoren in der Leber. Im April 1997 wurde ein Lebertumor operativ entfernt. Im darauf folgenden Februar schnitt man einen weiteren Tumor aus dem rechten Leberlappen. Zu diesem Zeitpunkt wurde deutlich, dass das Problem mit Operationen nicht zu lösen war.

Im Januar 1999 erhielt der Patient Chemotherapeutika in Form von Injektionen. Er vertrug die Behandlung jedoch nicht und wurde bettlägerig. Im folgenden Monat suchte er eine ganzheitliche Klinik auf, wo er mit Teilfasten behandelt wurde. Die Klinik befürwortete Fasten als eine gute Therapieoption bei Erkrankungen der inneren Organe.

Anschließend erhielt der Patient fünf Tage lang die ungewöhnlich hohe Dosis von täglich 5 g BioBran, dann zwei Tage kein BioBran und nochmals die hohe Dosis. Im April 1999 begann der Tumor im rechten Leberlappen zu schrumpfen. Einen Monat später erreichten die Tumormarker ein normales Niveau. Der Patient war schnell wieder zu Kräften gekommen und erfreute sich guter Gesundheit. Die Einnahme von BioBran setzte er fort.

Dickdarmkrebs

Trotz seiner gutartigen Dickdarmpolypen und obwohl man ihn gewarnt hatte, dass die größeren von ihnen entarten könnten, verweigerte ein 58-jähriger Mann eine Therapie, nachdem er sich das erste Mal im März 1997 in einem Krankenhaus im Raum Okayama hatte untersuchen lassen. Zwei Jahre später, im März 1999, waren die Tumoren bösartig und aggressiv.

Der Mann lehnte eine Operation ab und suchte im folgenden Monat eine ganzheitliche Klinik auf. Dort behandelte man ihn mit Teilfasten, pflanzlichen Enzymen, die sein Blutbild verbessern sollten, und täglich 4 g BioBran zur Stärkung seines Immunsystems.

Zwei Monate später, im Juli 1999, ergab eine Untersuchung, dass die Tumoren wieder gutartig waren. Er fühlte sich in seiner ablehnenden Haltung gegenüber einem Eingriff bestätigt und erhielt sich bis zum Schluss eine hohe Lebensqualität.

Hautkrebs (Melanom)

In den Augen von IP, die in Split, Kroatien, ein gesundes Leben geführt hatte, war der starke Stress, den ihr erstes Kind im März 1999 und in der Folgezeit für sie bedeutet hatte, der wesentliche Auslöser für ihren Krebs.

Während der Geburt bekam ihre Tochter nicht genug Sauerstoff, und IP selbst litt an einer Infektion der Gebärmutter und an Hämorrhoiden. Die Aussichten ihrer Tochter waren schlecht. Die Ärzte befürchteten, sie würde geistig und körperlich behindert sein. Nach zwei Jahren intensiver Therapie verbesserte sich der Zustand der Tochter jedoch stark, und heute wird sie nicht mehr medikamentiert und führt ein normales Leben.

Im Mai 2001 hielt sich IP, 31 Jahre alt und im sechsten Monat ihrer zweiten Schwangerschaft, zu einer Vorsorgeuntersuchung im Krankenhaus auf, als ein Muttermal auf ihrem Rücken zu bluten begann. Eine Biopsie ergab, dass es sich um ein aggressives Melanom (Stadium IV, Grad V) handelte. Sie wollte die Operation auf die Zeit nach der Geburt verschieben, doch die Ärzte sahen zu einem sofortigen Eingriff keine Alternative. Der Tumor auf ihrem Rücken wurde entfernt, und sie blieb bis zum Ende der Schwangerschaft in der Klinik.

Ein drei Monate nach der Geburt entdecktes Rezidiv stürzte IP in eine tiefe Krise. Sie ging erneut ins Krankenhaus, wo ein Tumor unter ihrem linken Arm entfernt wurde. Dann wurde sie in sechs Sitzungen mit DTIC chemotherapeutisch behandelt.

„Die Chemotherapie war extrem schwierig für mich. Sie war körperlich und seelisch sehr belastend, und ich fühlte mich ständig unwohl oder krank."

Nach der letzten Chemotherapie im August 2002 suchte IP einen Onkologen in einer Londoner Privatklinik auf. „Man erklärte mir, dass ich aufgrund der Natur meiner Erkrankung wenig Aussicht auf Heilung hätte. Den Statistiken zufolge überleben nur 30 Prozent der Betroffenen die ersten fünf Jahre nach Diagnosestellung. In diesem Moment fühlte ich nur noch bodenlose Angst. Bis dahin war mir nicht klar gewesen, in welcher Gefahr ich mich befand."

Im Oktober 2002 wurde ein weiteres Rezidiv diagnostiziert, diesmal unter dem rechten Arm, und wieder wurde der Tumor entfernt. Die Ärzte schlugen eine andere Form der Chemotherapie vor, doch IP lehnte ab: „Die ersten Chemotherapien hatten in meinen Augen versagt, und die Vorstellung, dieses körperliche und seelische Martyrium nochmals zu durchleben, ertrug ich nicht.“

An dieser Stelle begann IP, nach Behandlungsalternativen zu suchen. Sie nahm Kontakt zu einem Naturheilkundigen im benachbarten Bosnien auf, der ihr von BioBran erzählte.

„Ich fing an, BioBran und verschiedene Kräuter zu nehmen. Anderthalb Monate später wurde eine Biopsie durchgeführt – die Gewebeprobe war negativ. Die Ärzte waren schockiert. Derartiges hatten sie in 20 Jahren medizinischer Praxis noch nicht gesehen. Ich nahm BioBran und die Kräuter ein Jahr lang.“

IP weiß nicht, inwieweit ihre Heilung BioBran zuzuschreiben ist, merkt aber an, dass sie, wenn sie BioBran nahm, weniger müde und in besserer Stimmung war. „Einmal war mir BioBran ausgegangen, und ich spürte, dass die ganzen Beschwerden zurückkamen. Das überzeugte mich von seiner Wirksamkeit.“

Sie nahm nicht nur BioBran, sondern änderte auch ihre Ernährungsgewohnheiten. „Ich ernähre mich naturbelassen und vollwertig, esse nur weißes Fleisch, Fisch, Gemüse, Obst, Körner und Hülsenfrüchte. Ich meide gebratene, geröstete oder stark verarbeitete Nahrungsmittel, Fertiggerichte und Milchprodukte. Damals nahm ich neben BioBran, Kräutertees, Vitamine C und E und Beta-Karotin zu mir und stärkte meinen Energiehaushalt.“

Um ihr Stressniveau niedrig zu halten, bemühte sie sich um eine positive Sicht der Dinge und fand Halt im Glauben an Gott. Überdies hatte sie das Glück, große Unterstützung im Freundes- und Familienkreis zu bekommen. „Sie taten, was sie konnten, um Geld aufzutreiben, mit dem ich meine Medikamente bezahlen konnte. Ohne ihre Hilfe hätte ich es nicht geschafft.“

Anderthalb Jahre nach ihrer letzten Operation fanden die Ärzte eine Geschwulst in ihrem Hals, doch eine Biopsie im Februar 2004 ergab, dass sie gutartig war. „Ich wünsche, dass weder ich noch jemand anders das nochmals erleben muss, was ich erlebt habe. Ich fand es damals sehr schwierig, ja geradezu unwirklich. Und ich freue mich auf eine bessere Zukunft.“

* * *

Im Januar 2001 bemerkte SM, ein 42-jähriger Geschäftsmann, an einem Finger seiner rechten Hand eine Stelle. Sie wurde schnell als Melanom identifiziert und mit Chemotherapie behandelt.

Bei einem erneuten Klinikaufenthalt in Coimbra, Portugal, im Februar 2002 erklärte man ihm, der Krebs hätte Lunge und Leber befallen und seine Lebenserwartung betrüge nur noch vier Monate. SM unterzog sich einer weiteren Chemotherapie, suchte jedoch zusätzlich Professor Jurasunas auf, der ihm unter anderem BioBran verordnete und ihm riet, seine Ernährung umzustellen.

SM resümiert: „Ich führte meinen Krebs auf die vielen Sonnenbäder und ein stressiges Leben zurück. Nach dem Gespräch mit Professor Jurasunas änderte ich meine Lebensweise und hielt mich an alle seine Ratschläge und die von ihm verordneten Präparate. Rund zwei Monate nach unserem ersten Termin zeigten sich erste Hinweise auf eine Besserung.“ Die Nebenwirkungen der Chemotherapie ließen nach.

Im Juli 2002 beendete er die Chemotherapie. „Mein Arzt traute seinen Augen nicht, aber es war tatsächlich alles in Ordnung. Ich glaubte zu träumen. Ich war sehr glücklich und fühlte mich wie neugeboren."

Im November 2002 erfuhr SM, dass seine Leber frei von Tumoren sei und die Knötchen in seiner Lunge stark geschrumpft waren. Im März 2003 erklärte man ihn für vollkommen krebsfrei.

Prostatakrebs

Mit der Diagnose Prostatakrebs erhielt JR, ein 63-jähriger LKW-Fahrer, auch die Empfehlung, sich operieren zu lassen. Unglücklicherweise musste er wegen Schwierigkeiten im Gesundheitswesen Portugals auf seine Operation warten. Zwischenzeitlich bekam er gegen die Schmerzen Analgetika.

Endlich wurde der Eingriff auf Januar 2002 festgelegt, fünf Monate nach Diagnosestellung. Bei seiner Ankunft in der Klinik erklärte man ihm, die Operation sei abgesagt worden, da er im ganzen Körper Metastasen habe und man nichts mehr für ihn tun könne.

Im folgenden Monat suchte er einen Onkologen auf, der seine Lebenserwartung auf sechs bis zwölf Monate schätzte. Zu diesem Zeitpunkt konnte JR bereits nicht mehr ohne Stütze gehen.

Am 1. April 2002 hatte JR seinen ersten Termin bei Professor Jurasunas in Lissabon. Der verordnete ihm unter anderem 3 g BioBran pro Tag und riet ihm, seine traditionelle, fettreiche Ernährung zugunsten einer gesünderen Mischung aus frischem Fisch und Gemüse aufzugeben.

Schon nach einem Monat begann JR sich besser zu fühlen und nahm wieder zu. Ein Bluttest zur Messung des prostata-spezifischen Antigens zeigte eine Besserung. Im

April 2003 durchgeführte Bluttests belegten eine unauffällige Prostata und es fand sich kein Hinweis auf Tumoren in seinem Körper.

Für JR besteht kein Zweifel: „Biobran hat mir das Leben gerettet.“ Heute ist er in Rente und kann sein Leben wieder genießen.

* * *

Als Handelsschiffskapitän hatte sich AK stets guter Gesundheit erfreut, ohne die er seine anstrengende Arbeit nicht bewältigt hätte. Anschließend hatte er sich einen weniger strapaziösen Schreibtischjob gesucht und in London niedergelassen als Leiter einer Handelsvertretung, die japanische Reedereien betreut.

Im Juli 2001 ging er, damals 62-jährig, zu einer jährlichen Vorsorgeuntersuchung. Dort erfuhr er, dass seine PSA (prostata-spezifisches Antigen)-Konzentration auf Prostatakrebs deutete. In weiteren Tests erhärtete sich der Verdacht auf mäßig aggressiven Krebs. Er stimmte einem Eingriff zu, und im September 2001 wurde eine Prostatektomie durchgeführt. Die anschließende Biopsie ergab Krebs, und im Oktober unterzog er sich einer sechswöchigen Strahlentherapie.

Während seines ersten Krankenhausaufenthalts hatte AK von einem Freund BioBran bekommen, es aber zunächst nicht eingenommen. Als er jedoch erfuhr, dass zusätzliche Maßnahmen nötig seien begann er täglich 3 g BioBran zu nehmen in der Hoffnung, es helfe ihm im Kampf gegen den Krebs und könne die Nebenwirkungen der Strahlentherapie lindern.

„Ich bin überzeugt, dass ich aufgrund von BioBran fast gar nicht an den Nebenwirkungen der Strahlentherapie zu leiden hatte, was offenbar recht ungewöhnlich ist. Seit damals nehme ich 2 g BioBran täglich."

Die ersten Bluttests nach Abschluss der Strahlentherapie und seit Beginn der regelmäßigen BioBran-Einnahme ergaben eine PSA-Konzentration nahe null, und Krebszellen wurden nicht gefunden. Danach erfolgten Vorsorgeuntersuchungen im dreimonatigen Rhythmus, der jedoch bald auf vier- und dann sechsmonatig verlängert wurde.

„Mein Arzt hatte nicht damit gerechnet, dass alles so gut verlaufen würde. Ich bin immer gesund und in guter Verfassung gewesen. Wer an Bord eines Schiffes arbeitet, muss das sein, sonst bekommt er große Probleme.

Ich weiß nicht, ob BioBran mir das Leben gerettet hat. Ich habe mich einfach entschieden, es zu nehmen, solange ich lebe. Und ich bin überzeugt, dass ich dank BioBran die letzten beiden Winter keine Erkältung hatte, was ungewöhnlich ist und mich sehr freut."

* * *

BioBran, über einen langen Zeitraum mit Chemotherapie kombiniert, half einem Japaner, bei dem man im Alter von 78 Jahren Prostatakrebs entdeckt hatte, wieder ein normales Leben zu führen.

Im September 1994 erfuhr er, dass sein Prostatakrebs auf die Wirbelsäule übergegriffen hatte. Daraufhin wurde er im folgenden Monat operiert.

Mehr als ein Jahr später, im Dezember 1995, begann er, zusätzlich zur Chemotherapie täglich 2 g BioBran zu nehmen. Wegen Blutarmut wurde die Chemotherapie eine

Zeit lang unterbrochen. Der Mann war jedoch überzeugt, dass die Einnahme von BioBran sich günstig auf die Blutarmut auswirken und es ihm ermöglichen würde, mit der Chemotherapie fortzufahren.

Im Juni 1996 stellten die Ärzte fest, dass der Tumor in seiner unteren Wirbelsäule um fast die Hälfte geschrumpft war, und bis Dezember 1996 waren sämtliche Tumoren verschwunden.

* * *

Zwei verschiedene Chemotherapieformen hatten sich bei einem 68-jährigen Amerikaner, bei dem im Juli 1995 ein aggressiver Prostatakrebs diagnostiziert worden war, als wirkungslos erwiesen.

Im Januar 1996 begann er, 3 g BioBran pro Tag zu nehmen. Im darauf folgenden April wurde der Tumor operativ entfernt. Bis November hatten sich sämtliche Körperfunktionen normalisiert. Seine NK-Zell-Aktivität war hoch, die PSA-Konzentration wieder normal, und man bescheinigte ihm Vollremission.

* * *

Im November 1998 wurde ein 56-jähriger Mann, dessen aggressiver Prostatatumor in die Lymphknoten metastasiert hatte, in einer Klinik in der Präfektur Shizuoka in Japan einer Hormontherapie unterzogen. Die Behandlung wirkte sich zwar auf Größe und Anzahl der Tumoren aus, doch als er im Januar 1999 das Krankenhaus verließ, waren immer noch viele große Tumoren vorhanden.
Der Patient führte die Therapie fort, weitere Fortschritte blieben jedoch aus. Da er die Grenzen der Hormonbehandlung für erreicht hielt, begab sich der

Mann im April 1999 in eine Klinik für alternative Heilmethoden, die unter anderem mit BioBran und Teilfasten arbeitete. Er erhielt im Wechsel fünf Tage lang täglich 5 g BioBran, zwei Tage kein BioBran und so fort und das insgesamt zwei Monate lang.

Zwei Wochen nach Behandlungsbeginn verschwanden seine Bauchschmerzen. Zur gleichen Zeit war seine PSA-Konzentration deutlich gesunken und hatte sich bis Juni 1999 normalisiert. Die Lymphknoten waren völlig unauffällig.

Offenbar hatte die Hormonbehandlung erfolgreich das Tumorzellwachstum gehemmt. Sie schaffte es jedoch nicht, den Tumor völlig zu zerstören. BioBran scheint die Wirkung der Hormonbehandlung verstärkt und einen Beitrag zur endgültigen Eliminierung des Tumors geleistet zu haben.

Brustkrebs

Als JB im Januar 1998 mit 45 Jahren zum ersten Mal die Diagnose Krebs hörte, schwor sie sich, die Hochzeiten ihrer beiden Töchter tanzend mitzuerleben. Als ihre erste Tochter im Juli 2003 heiratete, ging die erste Hälfte ihres Traumes in Erfüllung.

JB war immer gesund gewesen und hatte sich bei Erkältungen alternativer Verfahren bedient. Sie vertrieb Phytopharmaka für eine Firma in der Nähe des Schwarzwalds in Süddeutschland und verwendete zur Stärkung ihrer Gesundheit selbst regelmäßig Nahrungszusätze.

Den ersten Knoten in der Brust hatte sie 1997 getastet, aber ignoriert. Im Dezember des Jahres war sie dann so erschöpft, dass sie einen Untersuchungstermin vereinbarte. Eine vier Wochen später durchgeführte Mammographie offenbarte ein großes, mäßig aggressives Mammakarzinom. Vielleicht war es Zufall, doch sie glaubt, dass sie Schaden genommen hat, als bei der Mammographie ihre Brust so stark gedrückt wurde, dass es schmerzte.

Sie willigte in die Entfernung der Geschwulst ein, die sich jedoch so ausgebreitet hatte, dass sie nicht vollständig herausgeschnitten werden konnte. Trotz zahlreicher Warnungen lehnte sie Chemo- und Strahlentherapie ab und entließ sich selbst nach nur drei Tagen aus dem Krankenhaus. Die Operationsfäden entfernte eine Freundin.

Obwohl sie immer noch Angst hatte, war ihre Gemütslage stabil. Während sie nach alternativen Behandlungsformen suchte, entschloss sie sich, ihre Ernährung auf die Leinsamenöldiät nach Dr. Johanna Budwig umzustellen. Sie gab ihre Arbeit auf, lernte progressive Muskelentspannung und nahm Antioxidanzien und Vitamin C in Form von Infusionen. Ende 1998 machte sie eine sechswöchige Fastenkur nach dem Programm des Heilers Rudolf Breuss.

Im Mai 1998 suchte sie die Tumorbiologische Klinik in Freiburg auf, um sich dort zu erholen. Obwohl sie nur dort war, um sich psychologisch beraten zu lassen und sich natürlich zu ernähren, bat man sie, einer Chemotherapie oder wenigstens einer Bestrahlung zuzustimmen, doch sie lehnte ab.

Im Oktober 2000 ließ sie sich in einer zweiten Operation weitere Tumoren aus der Brust entfernen. Als ihre NK-Zell-Aktivität bei nur noch 5 Prozent lag, suchte sie die Veramed-Klinik bei München auf, wo sie Vitamin-C-

Infusionen erhielt und sich einer Hyperthermie-Behandlung unterzog. Bei dieser Therapie liegt der Patient in einer Art Zelt und der ganze Körper wird auf 41 °C erhitzt. Die Behandlung schlug nicht an, und sie verließ die Klinik mit einer NK-Zell-Aktivität von immer noch 5 Prozent.

Von BioBran hörte sie zum ersten Mal während eines Urlaubs in Florida im Mai 2001. Obwohl sie geschwächt war, war sie noch offen und bereit, Dinge auszuprobieren. Sie bestellte BioBran, da sie gelesen hatte, dass es ihre NK-Zell-Aktivität steigern kann. Wenige Wochen später, am 2. Juni 2001, begann sie, täglich 3 g BioBran einzunehmen. Sie achtete immer noch sehr auf ihre Ernährung. So hält sie heute noch die Budwig-Diät ein und nimmt Nahrungsergänzungsmittel, denn sie ist überzeugt, dass diese den Krebs daran gehindert haben, sich weiter auszubreiten.

Vier Tage nach der ersten BioBran-Einnahme spürte sie, dass ihre Kraft zurückkehrte und ihre Erschöpfung schwand. Zurück in Deutschland ließ sie am 25. Juni erneut ihre NK-Zell-Aktivität testen: Sie lag nun bei 28 Prozent. Bis zum 14. Juli war sie auf 38 Prozent gestiegen.

„Ich hatte zum ersten Mal das Gefühl, dass ich eine Überlebenschance hatte“, so JB. „Biobran gab mir Kraft und beruhigte mich, obwohl ich die Chemotherapie abgelehnt hatte.“ Im Herbst 2002 erfuhr sie, dass man drei weitere Mammakarzinome in ihrer Brust vermutete. Diese wurden ambulant, unter örtlicher Betäubung entfernt. Seither (Dezember 2006) wurden keine weiteren Tumoren mehr diagnostiziert. JB nimmt weiterhin 1 g BioBran täglich. Auf was führt sie ihre Erkrankung zuruck?

Im Jahr 1993 ließ sie vierzehn 20 Jahre alte quecksilberhaltige Amalgamfüllungen entfernen. Da sie glaubte, dass man dabei sorglos vorgegangen war und nicht alle Quecksilberreste aus ihrem Körper entfernt hatte, wandte sie sich zur Entgiftung an eine Kinesiologin.

Auch Stress ist in ihren Augen ein wesentlicher Auslöser ihrer Krebserkrankung. Bei ihrer Tochter war im Alter von vier Jahren Diabetes festgestellt worden. Da ihre Blutzuckerspiegel in der Kindheit stark schwankten, hatte die Familie ein paar unruhige Jahre erlebt.

Auch eine genetische Veranlagung mag bei JB eine Rolle gespielt haben: Zwei Halbschwestern erkrankten an Krebs. Eine der beiden, eine Tochter ihres Vaters, besiegte ihren Gebärmutterkrebs. Der Tumor wurde operativ entfernt, sie stellte ihre Ernährung um, lehnte die Strahlentherapie jedoch ab.

Eine andere Halbschwester, eine Tochter ihrer Mutter, entwickelte einen Knoten in der Brust. Die Ärzte hielten ihn für gutartig und beruhigten sie. Dennoch bildeten sich Metastasen: 1991 unterzog sie sich einer Hysterektomie, 1995 wurde ein Stück der Lunge entfernt. Sie wurde intensiv chemotherapeutisch behandelt und lehnte alternative Therapieformen ab. Sie starb im November 2002.

* * *

DS, die in Eigenregie Jahrmarktspielzeug gefertigt hatte, war früh in Rente gegangen und liebte es, in ihrem Garten zu arbeiten. Eines Tages, fast vier Jahre nach der Diagnose Brustkrebs, der operativen Entfernung des Tumors und einer Chemotherapie, glaubte sie, der Krebs sei erneut ausgebrochen.

Ihr Chirurg untersuchte sie und erklärte, dass alles in Ordnung sei. Doch die Schmerzen blieben, und vier Monate später, im September 2002, waren sie so heftig, dass sie um einen weiteren Termin bat. Zu dieser Zeit war ihre Brust bereits vergrößert, und sie hatte das Gefühl, eine ‚harte Handtasche' unter dem Arm zu tragen. Diesmal machte der Arzt eine Biopsie, um zu sehen, ‚welches Spiel diese Zellen spielen.'

Eine Woche später, DS war jetzt 57 Jahre alt, wurde zum zweiten Mal Krebs diagnostiziert. Man untersuchte ihre Leber und fand Metastasen. Zunächst war DS nicht klar, wie ernst es um sie stand. Als der Arzt ihr erklärte, sie habe ‚nur noch Monate', dachte sie, er meinte die Wartezeit bis zur Operation, und nicht, wie lange sie noch zu leben hatte.

Zutiefst geschockt vereinbarte sie einen Termin mit ihrem ersten Chirurgen im Dumfries and Galloway Infirmary, Schottland. Dort hielt man eine Operation für nicht mehr sinnvoll und riet ihr zu einer ‚starken' Chemotherapie. „Die Schwellung ließ mich nicht mehr schlafen, und ich hatte schreckliche Schmerzen."

Mitte Dezember 2002 begann sie die Chemotherapie. Sie war noch nicht beendet, als DS von BioBran hörte, und am 15. Januar 2003 – dieses Datum hat sich ihr eingebrannt – begann sie mit 3 g BioBran pro Tag. Innerhalb von drei Tagen, so sagt sie, „war sie wie ausgewechselt. Ich hatte viel mehr Energie und fing an, mich wie immer zu fühlen."

Eine Woche nach der ersten BioBran-Einnahme waren die Schwellung in ihrer Brust und die Schmerzen abgeklungen. Zwei Wochen danach wurden Leber und Knochen ein weiteres Mal untersucht. Die Leber wies keine Anzeichen von Krebs mehr auf.

Ihr Arzt zeigte sich äußerst überrascht: „Das ist seltsam. Ich kann nicht glauben, dass die Leber wirklich tumorfrei ist, aber wir behalten sie im Auge."

„Der Auslöser war definitiv BioBran, nicht die Chemotherapie, denn die Schwellung ging kurze Zeit, nachdem ich angefangen hatte, es zu nehmen, zurück", freut sich DS. „Kein Zweifel – hier ist ein Wunder geschehen, denn bei Leberkrebs gibt es keine Rettung. Freunde von mir mit Leberkrebs hatten eine Chemotherapie, aber sie hat überhaupt nicht angeschlagen, und so sind sie gestorben. Ich habe immer gesagt, wenn man an eine Sache glaubt, wirkt sie auch, solange der eigene Verstand in die gleiche Richtung arbeitet. Wenn Sie sagen: ‚Ich werde mich erholen', dann werden Sie sich erholen. Mit BioBran hat es geklappt."

Am 7. März 2003 ließ DS im Dumfries and Galloway Infirmary eine abschließende Leberuntersuchung durchführen. Im Bericht heißt es: „Eine heute von der Leber angefertigte Ultraschallaufnahme bestätigt, dass es keinerlei Anzeichen für Fernmetastasen gibt." Mehr als ein Jahr später war sie noch immer tumorfrei.

* * *

Nachdem im Dezember 1994 ein Tumor in ihrer linken Brust diagnostiziert worden war, unterzog sich die 51-jährige Frau einer Hormon- und einer Strahlentherapie. Ihr Zustand besserte sich jedoch nicht.

Im März 1995 begann sie, täglich 3 g BioBran zu nehmen, woraufhin sich ihre NK-Zell-Aktivität in kurzer Zeit verdoppelte. Eine im Juli 1995 durchgeführte Mammographie ergab keine Hinweise auf einen Tumor.

Sie setzte die Einnahme von BioBran fort und wurde im Januar 1997 erneut untersucht. Es fanden sich keine Tumoren.

* * *

Im November 1998 wurde einer 75-jährigen brustkrebskranken Japanerin die linke Brust abgenommen. Anschließend unterzog sie sich einer Hormonbehandlung, die im April 1999 beendet war. Im Juni des folgenden Jahres wurde ein Rezidiv entdeckt, und die Frau erhielt eine Chemotherapie sowie täglich 3 g BioBran.

Im Verlauf des ersten vierwöchigen Behandlungszyklus begann der Tumor zu schrumpfen. Nach dem zweiten Behandlungszyklus Ende Juli 1999 ging es der Patientin, die aufgrund des Rezidivs erneut stationär aufgenommen worden war so gut, dass sie entlassen wurde, um die Behandlung zu Hause fortzuführen. Während der viermonatigen Behandlung war ein wichtiger Tumormarker ständig gefallen und schließlich auf einen Normwert gesunken.

Allem Anschein nach dämpfte BioBran die Nebenwirkungen der Chemotherapie und steigerte ihren Wirkungsgrad, indem es das Immunsystem stimulierte. Die Patientin erholte sich trotz ihres Alters stetig und behielt auch während der Chemotherapie Appetit und Leistungsfähigkeit.

Malignes Melanom (rechtes Bein)

Obwohl schon einige Jahre in Rente, ist LS überzeugt, dass ihre frühere Arbeit in einer Chemiefabrik in der Slowakei für das maligne Melanom verantwortlich ist das Oktober 2002 in ihrem 67. Lebensjahr an ihrem rechten Bein entdeckt wurde. Unverzüglich wurden die

Lymphknoten in ihrem Bein operativ entfernt und der Krebs gezielt chemotherapeutisch behandelt.

Ein Freund hatte LS eingeschärft, dass ein starkes Immunsystem, besonders für jemanden ihres Alters, sehr wichtig ist. Daher hatte sie umgehend mit der Einnahme von BioBran begonnen. Die ersten zwei Monate betrug ihre Tagesdosis 3 g, für die nächsten sieben Monate reduzierte sie sie auf 2 g und zu guter Letzt, bis Ende 2003, auf eine Erhaltungsdosis von 1 g. In dieser Zeit nahm sie ausschließlich BioBran, aß allerdings auch mehr Obst und Gemüse und weniger sehr fettreiche Nahrungsmittel.

Kaum hatte sie mit der Einnahme von BioBran begonnen, merkte sie, dass sie sich nach der Operation viel schneller erholte, als man ihr angekündigt hatte, was besonders im Hinblick auf ihre Diabetes überraschte. Auch von der Chemotherapie erholte sie sich schneller. Obwohl sie aufgrund ihres Alters viel mehr unter den Therapien litt – sie wurde depressiv und war schon nach einfacher Hausarbeit schnell erschöpft – fand sie doch, dass ihre Heilung mit BioBran zügiger voranging und ihr Energieniveau einfacher aufrechtzuerhalten war. Nichtsdestotrotz konnte auch BioBran nicht verhindern, dass ihre Immunabwehr nach Abschluss ihrer Chemotherapie ernsthaft geschwächt war. Dennoch ist sie sicher, dass BioBran, obwohl ihr Lebenswille fast gebrochen war, ihren Optimismus und ihre Lebenskraft in kurzer Zeit zurückgebracht hat.

Heute genießt LS ihre neu gewonnene Gesundheit: „Ich genieße meinen Ruhestand in vollen Zügen und kümmere mich mit Begeisterung um meine Urenkel."

Lungenkrebs

Trotz regelmäßigen Zigarettenkonsums war YB relativ gesund, litt allerdings ab und an unter Hustenanfällen.

Im September 2002 wurde sein Husten hartnäckiger. Er entdeckte Blut im Auswurf, hatte keinen Appetit mehr und verlor Gewicht. Bis Dezember 2002 verschlechterte sich sein Zustand weiter. Er war von 87 auf 73 Kilogramm abgemagert und litt an Schmerzen in der gesamten Bauchhöhle, totalem Appetitverlust und schwerer Verstopfung.

Im Januar offenbarten eine MRT und eine Biopsie ein ausgedehntes kleinzelliges Bronchialkarzinom, das die Lymphknoten befallen hatte. Man teilte ihm mit, dass er nur noch wenige Monate zu leben habe.

YB stammt aus Syrien, lebt und arbeitet jedoch als Lehrer in Dubai, Vereinigte Arabische Emirate. Seine Diagnose war an der amerikanischen Universitätsklinik in Beirut gestellt worden, wo er im Februar 2003 eine Behandlung mit vier Chemotherapiezyklen begann. Hierauf besserte sich sein Appetit. Er glaubte, den Krebs besiegt zu haben, und kehrte, trotz heftiger Nebenwirkungen wie Schlaflosigkeit und Haarausfall, in sein altes Leben zurück.

Bei seiner Rückkehr in die Vereinigten Arabischen Emirate Anfang März 2003 unterzog er sich einer weiteren Chemotherapie im Tawam Hospital in Al Ain. Zwischenzeitlich hatte YB von BioBran erfahren und Dr. Bechir konsultiert. So begann er zeitgleich, eine Initialdosis von täglich 4 g BioBran zu nehmen, und ab Mitte März besserte sich sein Zustand allmählich.

Einen Monat nach der ersten Einnahme von BioBran war sein Appetit wieder normal, und sein Gewicht hatte fast die alte Höhe erreicht. Ihm war nicht mehr übel, der Haarausfall durch die Chemotherapie und sein Husten hatten nachgelassen, und er hustete auch kein Blut mehr.

Nur die Bauchschmerzen waren noch nicht völlig weg, immerhin jedoch erheblich reduziert.

Zwei Monate, nachdem er begonnen hatte, BioBran zu nehmen, glaubte YB, den Krebs in Schach halten zu können. Im August 2003 hatte er eine 90-prozentige Besserung erreicht und war sicher zu überleben. Er senkte die BioBran-Menge auf eine Erhaltungsdosis von 1 g. In seinen Augen war die Kombination aus schwerer Nikotinsucht und genetischer Veranlagung – seine sechs Brüder waren an Krebs gestorben – für den Ausbruch seiner Krankheit verantwortlich. Heute unterstützt er andere dabei, sich das Rauchen abzugewöhnen.

* * *

Im August 1996 stellte sich ein 67-jähriger Mann mit Gewichtsverlust, trockenem Husten und blutigem Auswurf in einer Klinik in Osaka, Japan, vor. Die Diagnose lautete Bronchialkarzinom und Lungentuberkulose.

Im Oktober 1996 wurde er mit Antibiotika gegen die Tuberkulose und radioaktiven Implantaten zur Bestrahlung des Tumors behandelt. Im Dezember entfernte man mit dem unteren Teil seiner Lunge den Tumor, und im Januar 1997 wurde er aus dem Krankenhaus entlassen.

Fünf Monate später bekam er Schmerzen in der rechten Brust. Ein Untersuchung ergab, dass sich der Krebs in seine Knochen ausgebreitet hatte. Die Hauptquelle des Tumors waren die Rippen auf der rechten Brustkorbseite. Er erhielt Morphin gegen die Schmerzen und begann, täglich 3 g BioBran zu nehmen. Sechs Monate nach der ersten BioBran-Einnahme wurde die Morphindosis mit dem Nachlassen seiner Schmerzen langsam reduziert. Im

Juni 1998 war er vollkommen schmerzfrei, und das Morphin wurde abgesetzt.

Während er BioBran einnahm, sanken seine Tumormarker ganz allmählich auf ein normales Niveau, Zeichen einer Vollremission. Damit hatte sich BioBran auf dem schwierigen Gebiet der Knochenkrebstherapie bewährt.

* * *

Im August 2002 wurde bei DF ein mäßig aggressives Bronchialkarzinom diagnostiziert, das sich in den Bauch- und Beckenraum ausgedehnt hatte. Der Tumor war inoperabel, und DF, damals 57 Jahre alt, unterzog sich einer Chemotherapie. Er war überzeugt, dass die Ursachen der Erkrankung Stress und seine Nikotinsucht waren.

Im darauf folgenden Monat suchte er Professor Jurasunas in der Lissaboner Klinik auf. Jurasunas erkannte, dass die Nebenwirkungen der Chemotherapie DF sehr belasteten, und verordnete ein Protokoll, das auch BioBran umfasste. Bald fühlte sich DF besser, und bis November 2002 waren alle Nebenwirkungen seiner Chemotherapie, die noch nicht beendet war, verschwunden. Am Jahresende war er zuversichtlich, wieder ein ganz normales Leben führen zu können.

Im Januar 2003 erfolgte eine CAT-Untersuchung. Die Aufnahme belegte, dass sein Lungenkrebs um zwei Drittel geschrumpft war und es keinerlei Hinweise mehr auf Metastasen gab. Er erzählte, dass die Ärzte überrascht gewesen seien und einen so positiven Verlauf für unmöglich gehalten hätten.

Im März 2003 war das Bronchialkarzinom abgeheilt. Seine Ärzte zeigten sich überrascht. „Nach meiner Erfahrung war eine Chemotherapie in meinem Fall unvermeidbar, doch ohne BioBran und ergänzende Medizin wäre es mir nicht gelungen, gute Ergebnisse zu erzielen“, so DF heute.

In die Lunge metastasierter Krebs

Nachdem einer 55-jährigen Japanerin aus der Region um Tokushima 1996 ihre kanzerogene rechte Brust abgenommen werden musste, fanden die Ärzte ein Rezidiv in den Lymphknoten ihrer rechten Achselhöhle. Im Januar 1998 unterzog sie sich daher einem zweiten Eingriff.

Bei einer Computertomographie (CT) im Dezember 1998 wurde ein 5 mm großer Tumor in der Lunge entdeckt. Aus Furcht vor den Nebenwirkungen lehnte sie eine Chemotherapie ab. Stattdessen suchte sie im Januar 1999 eine ganzheitliche Klinik auf, wo sie mit Teilfasten und einer Tagesdosis von 4 g BioBran im Wechsel mit zwei BioBran-freien Tagen behandelt wurde. Diese Therapie wurde sechs Monate lang im Wechsel fortgeführt.

Zehn Tage, nachdem sie erstmals BioBran genommen hatte, fühlte sie sich kräftiger und weniger müde. Nach einem Monat besserten sich Verstopfung und Lumbago, was ihr Wohlbefinden weiter steigerte. Eine CT im Juli 1999 ergab, dass ihre Lunge gesund und tumorfrei war. Aufgrund dieses Befundes erklärte ihr Arzt sie für vollkommen geheilt.

Multiples Myelom (mehrere Tumoren im Knochenmark)

Als JM Professor Jurasunas im Dezember 1999 in der Klinik in Lissabon, Portugal, aufsuchte, war sein Zustand bereits kritisch. JM war begeisterter Fußballspieler und Sportler gewesen, litt jetzt jedoch im Alter von 38 Jahren an einem aggressiven multiplen Myelom.

Er hatte eine Chemotherapie in Lissabon begonnen und in London fortgesetzt, da man ihm gesagt hatte, dort wäre die Behandlung wirkungsvoller. In London rieten ihm die Ärzte, sich einer Knochenmarktransplantation zu unterziehen, doch er lehnte den Eingriff ab.

„ Er war ein fast aussichtsloser Fall und fing erst nach mehreren Monaten an, sich zu erholen“, erinnert sich Professor Jurasunas, der ihm parallel zur Chemotherapie verschiedene Präparate einschließlich BioBran verordnete. Nach Abschluss seiner Chemotherapie erklärte man JM, dass er in Remission sei. Er hatte gegen ärztlichen Rat keine Knochenmarktransplantation vornehmen lassen.

Professor Jurasunas ist überzeugt, dass er es geschafft hat, die Ausbreitung des Krebses zu stoppen. „Wieder konnte ich anhand einer schweren Erkrankung die hohe Wirksamkeit von BioBran beobachten.“

* * *

Eine 45-Jährige aus Palm Beach, Florida, bei der im März 1998 ein multiples Myelom diagnostiziert worden war, verweigerte alle konventionellen Therapien. Sie wollte mit alternativen Verfahren behandelt werden, in deren Mittelpunkt BioBran stehen sollte.

Im April 1999 begann sie, täglich 3 g BioBran sowie weitere Nahrungszusätze wie Süßwasser-Algen und Vitamin B12 zu nehmen. Ihr weißes Blutbild besserte sich deutlich, und am Ende normalisierten sich die Werte. Sie arbeitete weiter Vollzeit und lebt ein normales Leben, zu dem dauerhaft BioBran gehört.

*   *   *

Im März 1994 wurden bei einem 46-jährigen Musiker ein multiples Myelom und ein Mangel an weißen Blutkörperchen festgestellt. Im Februar 1995 begann er, BioBran zu nehmen. Eine Woche später hatte sich seine NK-Zell-Aktivität bereits auf 38 Prozent verdoppelt.

Bis November 1995 hatten sich seine Blutwerte wieder normalisiert, und im Dezember erklärte ihm sein Arzt, es seien keine Anzeichen eines multiplen Myeloms mehr erkennbar. Er nahm BioBran noch zweieinhalb Jahre lang und ist überzeugt, tumorfrei zu sein.

SCHLUSSFOLGERUNG

In diesem Buch finden sich einige Belege dafür, dass BioBran, ein biologischer Immunmodulator aus Reiskleie und Enzymen des Shiitake-Pilzes, eine starke positive Wirkung auf das geschwächte Immunsystem haben kann. Heute, im 21. Jahrhundert, ist unbestritten, dass die Funktionsfähigkeit des Immunsystems für die erfolgreiche Bekämpfung von Krankheiten und die Erhaltung der Gesundheit von zentraler Bedeutung ist. Die Informationen in diesem Buch werden zweifellos dazu beitragen, dass BioBran häufiger als bisher zur Ergänzung von Therapieprogrammen verwendet wird. „Es wirkt tatsächlich“, wie Dr. Soyer in seiner Einleitung so treffend sagt. Da BioBran weder Nebenwirkungen noch Toxizität besitzt, ist leicht nachzuvollziehen, dass viele tausend Ärzte in aller Welt es ihren Patienten empfehlen und BioBran zum weltweit führenden Nahrungszusatz mit immunstimulierender Wirkung geworden ist.

Mittlerweile beginnen viele Schulmediziner, die Bedeutung natürlicher Immunmodulatoren wie BioBran, die den Erfolg ihrer Behandlungen zusätzlich steigern, anzuerkennen. Trotzdem verhalten sich manche Ärzte nach wie vor abweisend, da noch keine umfassenden doppelblinden klinischen Studien durchgeführt wurden. Dabei darf man nicht vergessen, dass BioBran ein natürlicher Wirkstoffkomplex und kein Arzneimittel ist. Und jeder, der mit Naturprodukten zu tun hat, weiß, wie schwer es ist, das Interesse von Krankenhäusern und Universitäten an breit angelegten doppelblinden klinischen Studien zu wecken, besonders dann, wenn solche Studien Finanzierungshilfen in einer Höhe benötigen, die nur multinationale Pharmakonzerne bewältigen. Der aktuelle Mangel bedeutet jedoch nicht, dass es keine umfassenden doppelblinden Studien mit diesem Nahrungszusatz geben wird. BioBrans therapeutischer Wert ist so hoch, dass seine Anerkennung durch die Wissenschaft in naher Zukunft unvermeidlich ist.

Momentan befassen sich viele Forschungsarbeiten über BioBran mit Krebspatienten, da deren Immunabwehr besonders geschwächt zu sein scheint, zum Teil durch die Krebserkrankung selbst, zum Teil als Folge intensiver Standardbehandlungen wie Chemo- und Strahlentherapie. Wenn die Mittel begrenzt sind, ist es klug, das Augenmerk in diese Richtung zu lenken. Pilotstudien deuten jedoch an, dass BioBran sich auch als Zusatzmaßnahme bei der Therapie von Aids, Diabetes, Hepatitis B und C und allgemeinen Krankheiten wie Erkältungen bewährt. Zukünftige Untersuchungen werden auch diese Krankheitsbilder beleuchten, doch noch liegt der Schwerpunkt der Arbeiten über BioBran auf Krebs.

Wer hochwertige Nahrungsergänzungsmittel wie BioBran entwickelt, muss ein Gleichgewicht zwischen Produktinnovation und Produktforschung wahren. Ohne angemessene Forschung verschwimmt der Unterschied zwischen einem hervorragenden Produkt und hervorragendem Marketing. Die Hersteller immunstimulierender Präparate stellen heute gern alle möglichen Behauptungen auf, ohne sie jedoch mit klinischen Forschungsergebnissen zu untermauern, und ziehen als Nachweise Untersuchungen über generelle Produktkategorien, nicht über einzelne Produkte heran. So scheinen ihre Behauptungen eine wissenschaftlich gesicherte Grundlage zu haben, was jedoch oft nicht der Fall ist.

BioBran weiß eine wachsende Zahl echter medizinischer Forschungsarbeiten hinter sich. Für ein Naturprodukt ist dies eher ungewöhnlich und bedeutet, dass Patienten, die ihre Immunabwehr mit BioBran stärken wollen, darauf vertrauen können, dass sie es mit einem geprüften und bewährten Produkt mit großem therapeutischen Nutzen zu tun haben. Diese Forschungstätigkeit ist einer der Hauptvorteile, die BioBran von Konkurrenzpräparaten abheben, deren wissenschaftlicher Hintergrund oft nicht so breit ist. Darüber hinaus belegen Studien, dass BioBran signifikant wirksamer ist als gewöhnliche Pilzprodukte und -verbindungen, Kräuterrezepturen, Vitamin- und Mineralstoffpräparate und andere Arabinoxylanhaltige Produkte.

Wenn ein Produkt in seiner Kategorie führend ist, ist es wichtig, über Forschung und Entwicklung dafür Sorge zu tragen, dass es diese Stellung nicht wieder verliert. Und genau das tut Daiwa Pharmaceutical, das Unternehmen, das BioBran entwickelt hat und herstellt. Es steht außer Frage, dass Daiwa Pharmaceutical zukünftig weitere Generationen immunstimulierender Nahrungszusätze produzieren und noch mehr Menschen in aller Welt dabei unterstützen wird, gesund zu werden und zu bleiben. Im Moment jedoch gibt es BioBran – den wirksamsten, sichersten, am besten erforschten und am einfachsten zu nehmenden natürlichen Immunmodulator, den der Markt zur Zeit kennt.

Ich hoffe, Ihnen hat unsere gemeinsame Reise in die Welt von BioBran und der Immunmodulation gefallen, und ich wünsche Ihnen alles Gute für Ihre Gesundheit, heute und in Zukunft.

BIBLIOGRAFIE

Ghoneum, M.: Steigerung der Aktivität humaner Natürlicher Killerzellen durch modifiziertes Arabinoxylan der Reiskleie (MGN-3). *Int. Immunotherapie* 2 (1998), S. 89–99

Ghoneum, M.: In-vitro-Aktivität gegen HIV/Aids von MGN-3, einem aktivierten Arabinoxylan der Reiskleie. *Biochemical and Biophysical Research Communications* 243 (1998), S. 25–29

Ghoneum, M. ; Brown, J.: NK-Immunrestauration bei Krebspatienten durch MGN-3, ein modifiziertes Arabinoxylan der Reiskleie (Studie mit 32 Patienten und einem Nachsorgezeitraum von 4 Jahren). *Anti-Aging Medical Therapeutics* (1999)

Ohara, I. ; Onai, K. ; Maeda, H.: Modifizierte Reiskleie (MGN-3) verbessert Glukosetoleranz bei erwachsenen Ratten (NIDDM), die als Neugeborene Streptozotocin erhielten. *Journal of the American College of Nutrition* 18, Nr. 5 (1999), Abstract 108, S. 549

Ghoneum, M. ; Jewett, A.: Der Einfluss des modifizierten Arabinoxylans der Reiskleie MGN-3 auf die Produktion von TNF-· und IFN-· durch humane periphere Blutlymphozyten. *Cancer Detection and Prevention* 24 (4) (2000), S. 314–342

Jacoby, H. ; Wnorowski, G. ; Sakata, K. ; Maeda, H.: Die Wirkung von MGN-3 auf durch Cisplatin und Adriamycin induzierte Toxizität bei der Ratte. *Gastroenteology* 118, Nr. 4 (2000), S. 4962

Ohara, L. ; Tabuchi, R. ; Onai, K.: Wirkungen modifizierter Reiskleie auf die Serumlipide und Geschmackspräferenzen bei Ratten mit Streptozotocin-induzierter Diabetis. *Nutrition Research* 20, Nr. I (2000), S. 59–68

Endo, Y. ; Kanbayashi, H.: Modifizierte Reiskleie nutzbringend zur Gewichtsreduktion bei Mäusen mit Übergewicht, einer schweren und akuten nachteiligen Wirkung von Cisplatin. *Pharmacology & Toxicology* 92 (2003), S. 300–303

Ghoneum, M. ; Gollapudi, S.: Modifizierte Arabinoxylan-haltige Reiskleie (MGN-3/BioBran) sensibilisiert humane leukämische T-Zellen für die Todesrezeptor (CD95)-vermittelte Apoptose. *Cancer Letters* 201 (2003), S. 41–49

Ghoneum, M. ; Matsuura, M.: Erhöhte Phagozytose von Makrophagen durch modifizierte Arabinoxylan-haltige Reiskleie (MGN-3/BioBran). *International Journal of Immunopathology and Pharmacology* 17, Nr. 3 (2004), S. 283–292

Ghoneum, M. ; Abedi, S.: Steigerung der Aktivität Natürlicher Killerzellen bei alten Mäusen durch modifizierte Arabinoxylan-haltige Reiskleie (MGN-3/BioBran). *Journal of Pharmacy and Pharmacology* 56, Nr. 12 (2004), S. 1581–1588

Maeda, H. ; Ichihashi, K. ; Fujii, T. ; Omura, K. ; Zhu, X. ; Anazawa, M. ; Tazawa, K.: Orale Verabreichung hydrolysierter Reiskleie verhindert Erkältungskrankheiten bei älteren Menschen durch Immunmodulation. *BioFactors* 21, Nr. 1–4 (2004), S. 185–187

Ghoneum, M. ; Gollapudi, S.: Modifizierte Arabinoxylan-haltige Reiskleie (MGN-3/BioBran) verbessert in vitro Hefepilz-induzierte Apoptose humaner Brustkrebszellen. *Anticancer Research* 25 (2005), S. 859–870

Ghoneum, M. ; Gollapudi, S.: Die synergistische Rolle von Arabinoxylan-haltiger Reiskleie (MGN-3/BioBran) bei der S. cerevisiae-induzierten Apoptose von einer Schicht MCF-7 Brustkrebszellen. *Anticancer Research* 25 (2005), S. 4187–4196

Maeda, H.: Immunpotenzierende Wirkung des Arabinoxylans der Reiskleie. *Food Style 21* 3, Nr. 12 (1999), S. 56–58

Tazawa, K. et al.: Einfluss der Radikalfänger-Aktivität von MGN-3 (Arabinoxylan der Reiskleie) mit NK-Zell-Aktivität auf Freie Radikale. *Biotherapy* 14, Nr. 5 (2000),S. 493–495

Kubo, C. et al.: Grundlagenstudie zur Rolle von Arabinoxylan-Verbindungen (MGN-3) bei der Aktivierung lebenswichtiger Abwehrmechanismen. *Clinical and Research* 78, Nr. I (2001), S. 193–196

Maeda, H.: Die ernährungsphysiologische Funktion des modifizierten Arabinoxylans der Reiskleie (MGN-3). *Packing of food* 33, Nr. I (2003), S. 45–53

Tazawa, K. ; Ichihashi, K. ; Fujii, T. ; Omura, K. ; Anazawa, M. ; Maeda, H.: Orale Verabreichung hydrolysierter Reiskleie verhindert Erkältungskrankheiten bei älteren Menschen durch Immunmodulation. *Journal of Traditional Medicine* 20, Nr. 3 (2003), S. 132–141

Okamura, Y.: Die klinische Bedeutung von BioBran (Arabinoxylan-haltiges Reiskleie-Derivat) für die Immuntherapie bei Krebs. *Clinical Pharmacology and Therapy* 14, Nr. 3 (2004), S. 289–294

Kaketani, K.: Erfolgreicher Einsatz eines immunmodulatorisch wirksamen Nahrungsmittels zur konservativen Behandlung bei progredientem Pankreaskrebs im Endstadium. *Clinical Pharmacology and Therapy* 14, Nr. 3 (2004), S. 273–279

Kawai, T.: Fallstudie: Patient mit Nabelmetastasen einer wiederkehrenden Krebserkrankung (Sister Mary Joseph's Nodule, SMJN) mit langer Überlebensdauer bei Behandlung mit immunmodulatorisch wirksamem Nahrungszusatz. *Clinical Pharmacology and Therapy* 14, Nr. 3 (2004), S. 281–288

Takahara, K. ; Sano, K.: Das Leben verlängernde und die Lebensqualität verbessernde Wirkungen von Arabinoxylan-haltigem Reiskleie-Derivat (MGN-3, BioBran) bei progredientem Krebs. *Clinical Pharmacology and Therapy* 14, Nr. 3 (2004), S. 267–271

Tsunekawa, H.: Wirkung langfristig verabreichter immunmodulatorisch wirksamer Nahrung auf Krebspatienten am Ende einer konventionellen Therapie. *Clinical Pharmacology and Therapy* 14, Nr. 3 (2004), S. 295–302

Ichihashi, K.: Erfahrungen mit der Verabreichung von BioBran an Patienten mit chronischem Rheumatismus. *Clinical Pharmacology and Therapy* 14, Nr. 4 (2004), S. 459–463

BEZUGSQUELLEN

Anmerkung der Redaktion: MGN-3 ist die Laborbezeichnung für BioBran.

Bezugsquelle für BioBran:

BMT Braun Limited
www.Biobran.de
email: info@biobran.de
Tel. +49 (0)711-870 30 660
Fax: +49 (0)711-870 30 6666

Unter anderem führen nachstehend aufgeführte Labore in Deutschland NK-Zell-Aktivitätstests durch:

LAB4MORE
Dr. med. Bieger und Prof. Heufelder
Paul-Heyse-Str. 6
80336 München
Tel. 089-543217-18/13

GANZ IMMUN
Dr. med. Ralf Kirkamm
Hans-Böckler-Str. 109
55128 Mainz
Tel. 06131-7205-0

ImmunLabor Bach Dr. Bach
Siemensstr. 35
42697 Solingen
Tel. 0212-74575

Institut für Medizinische Diagnostik Berlin
Nicolaistr. 22
12247 Berlin
Tel. 030/77 00 1 - 220